Pešić

Immunotherapie mit Thymusextrakt (THX)

Immunotherapie mit Thymusextrakt (THX)

Von Dr. med. Milan Č. Pešić

Mit 48 Abbildungen, 5 Tabellen und 2 Schemata

3. Auflage

Karl F. Haug Verlag · Heidelberg

CIP-Titelaufnahme der Deutschen Bibliothek

Pešić, Milan Č.:
Immunotherapie mit Thymusextrakt (THX) / von Milan Č. Pešić. – 3. Aufl. – Heidelberg: Haug, 1988
ISBN 3-7760-0749-4

Herstellerische Betreuung: Axel Treiber

2. überarb. Auflage 1984
3. Auflage 1988
Verlags-Nr. 8838 · Titel-Nr. 1749 · ISBN 3-7760-0749-4
Gesamtherstellung: Druckerei Heinrich Schreck KG, 6735 Maikammer

I N H A L T

Zu diesem Buch

Das Buch, das von Dr. Pesič der breiten Öffentlichkeit zur Verfügung gestellt wird, befaßt sich vor allen Dingen mit der Thymustherapie.

Der Gesamt-Thymusextrakt, der nach dem Verfahren von Dr. Sandberg, Schweden, hergestellt wird, wurde schon zur Behandlung von Tausenden von Kranken auch in der Bundesrepublik Deutschland angewandt, in der 1975 Pesič diese Therapie eingeführt hat. Zur Zeit wird diese Methode von mehreren Therapeuten benutzt. Pesič hat damit richtig gehandelt, seine Beobachtungen und Erfahrungen zu veröffentlichen.

Wie schon bekannt, versuchen viele Forscher, einen Extrakt aus der Thymusdrüse junger Kälber auszusondern und ihre biologische Eigenschaft zu bestimmen. Aber leider wird z.Zt. noch keiner den Ärzten für Allgemeinmedizin zur Verfügung gestellt; deswegen wurde der Gesamt-Thymusextrakt als einziger Ausweg schon vielen Patienten verabreicht. Für Wissenschaftler und Kliniker wird m.E. das Buch eine Anregung sein, auf diesem Gebiete weiter zu forschen. Die meisten Kranken waren Patienten, die von dem heutigen Stand der Medizin als unheilbar angesehen

worden sind. Diese Therapie war für sie die letzt-
mögliche Heilmethode. Es kam schon öfter in der
Medizin vor, daß praktische Erfahrungen den wissenschaftlichen Erkenntnissen vorangingen.

Seit Jahren werden in Polen in einigen Kliniken und
Forschungslaboren Untersuchungen geführt, die das
Ziel haben, den Thymusextrakt, das sog. TFX (Thy-
musfaktor X), als Heilverfahren anzuwenden. Die
ersten Erfahrungen sind sehr ermutigend. Ich hatte
das Glück, biologische Eigenschaften des polnischen
Präparates TFX mit dem Präparat THYMEX-L (von Pesič
hergestellt) in einer Reihe von in vivo- und in
vitro-Versuchen zu vergleichen. Dabei konnte ich
feststellen, daß sich in vielen Parametern beide
Präparate als hochaktiv erwiesen.

Ich wünsche Dr. Pesič, in seinem Streben fortzufah-
ren, um seine Arbeit weiterführen zu können; denn
wir wissen, daß die Immunstimulation und die Immunmodulation eine große Zukunft haben werden.

Professor Dr. med. Witold Kiczka

Vorwort zur 1. Auflage

Nach fünfjähriger Erfahrung, Forschung und Anwendung von Gesamt-Thymusextrakt (THX) auf medizinischem Gebiet lege ich hiermit der interessierten Öffentlichkeit eine Zusammenstellung meiner bisherigen wissenschaftlichen und therapeutischen Erfahrungen vor.

Gestützt auf die Forschungsarbeiten von Dr. Dr. med. vet. Elis Sandberg und andere wissenschaftliche Arbeiten sind in meiner Praxis in Verbindung mit dem Institut für Gesamte Thymusforschung in Bad Harzburg mehrere tausend Patienten mit gutem Erfolg behandelt worden.

Die Internationale Gesellschaft für Thymusforschung e.V. mit Sitz in Bad Harzburg hat bisher 4 Kongresse und 3 Symposien abgehalten, auf denen wertvolle wissenschaftliche Erkenntnisse für die Thymusforschung, Immunologie, Immunmodulation und stimulative Immuntherapie gewonnen wurden.

Ich möchte an dieser Stelle denjenigen Mitarbeitern, insbesondere Frau Dr. med. Z. Zupanjevac und Frau Dr. med. Martincevič-Ljumanovič, danken, die an einzelnen Abschnitten dieses Buches mitgearbeitet haben.

Mein besonderer Dank gebührt meinem Freund Elis Sandberg, Ehrenpräsident der Internationalen Gesellschaft für Thymusforschung e.V., der mich in sehr kollegialer und freundschaftlicher Weise in die Thymustherapie eingeführt hat.

Um dem interessierten Laien die Lektüre dieses Buches zu erleichtern, befindet sich im Anhang eine alphabetisch geordnete Erklärung der wesentlichen Fachausdrücke und Fremdwörter.

Der Verfasser

Vorwort zur 2. Auflage

Die 2. Auflage meines Buches "Immunotherapie mit Thymusextrakt (THX)" erfolgt wegen des großen Interesses an dieser Materie. Die 1. Auflage ist restlos ausverkauft.

Die breite Anwendung der Thymustherapie in der täglichen Praxis steigt von Tag zu Tag sehr erfolgreich. Dank der sachlichen Kritik von Freunden und Kollegen wurden manche Fehler und überholte Tatsachen der 1. Auflage korrigiert und auf den neuesten Stand gebracht. Drei Kapitel wurden noch hinzugefügt, und zwar behandeln sie das Thema "Heutiger Stand der Thymustherapie", eine Fallstudie und die Frage "Was ist THYMEX-L?". Ein weiteres Kapitel über das Thema "Die raffinierten Zellen" bzw. über den "Ablauf des Eindringens einer Tumorzelle in gesundes Gewebe" verdanke ich dem Deutschen Krebsforschungszentrum, Heidelberg, und der Center Press GmbH, Frankfurt/M., die mir Bilder und Unterlagen zur Verfügung gestellt haben. Ich konnte meine Begeisterung über diese faszinierenden Bilder nicht unterdrücken; ich fand sie so großartig, daß ich diesen Artikel als ein zusätzliches Kapitel in mein Buch eingebaut habe.

Inzwischen gibt es neue Erkenntnisse über Therapie-Effekte bei der Behandlung mit THYMEX-L, wie z.B. die Wirkung auf Antithrombin III, die Wirkung auf chron. Keratitis Profunda Recidivans, den Einfluß auf T- und B-Subpopulationen und die Makrophagen-Stimulation. Die Forschung über Thymus, Thymusfaktoren und Thymusextrakte ist im vollen Gange.

Meinen Beitrag zur Thymustherapie in der Bundesrepublik Deutschland sehe ich historisch als initiale Zündung einer entflammten, bereits überfälligen Forschung sowie zur Richtigstellung der Meinung über Thymus, Thymusextrakte und deren Bedeutung in der Immuntherapie.

Mein Dank gebührt vielen Freunden und Kollegen, die mich auf meinem fast 10jährigen, nicht einfachen Wege unterstützt haben.

Der Verfasser

Geleitwort

von Dr. Dr. med. vet. Elis Sandberg

"Meine Forschungsarbeiten 1938 bis 1976"

1938 habe ich die Hypothese aufgestellt, daß die Thymusdrüse eine große Bedeutung für die Abwehr des menschlichen Körpers gegen Infektionen und auch gegen Krebskrankheiten hat. In jener Zeit, die beinahe 40 Jahre zurückliegt, glaubte die ganze Welt, daß die Thymusdrüse überhaupt keine Bedeutung habe. Man war sicher, daß die Thymusdrüse ein rudimentäres Organ sei.

Ich begann mit einer Grundlagenforschung und konnte wissenschaftlich belegen, daß die Thymusdrüse in ihrer Größe bis zur Pubertät zunimmt und nach der Pubertät eine Involution beginnt. Aber diese Involution führt nicht völlig zum Verschwinden der Drüse. Ich konnte beweisen, daß die Drüse während der ganzen Lebenszeit ein funktionierendes Organ ist. Ebenfalls konnte ich beweisen, daß es in der Schwangerschaft zu einer akzidentellen Involution kommt. Diese beginnt zwischen dem vierten und fünften Schwangerschaftsmonat, und beim Partus hat man nur mikroskopische Reste dieser Drüse entdeckt.

Das Verhalten können wir uns jetzt aufgrund des Wissens über die T-Lymphozyten erklären. Diese Zellen stammen vom Knochenmark etc. Wenn diese Zellen den Thymus passieren, erhalten sie eine spezielle Information, so daß sie nachher alle fremden Zellen "erkennen". Die T-Lymphozyten können auch die Fötalzellen als Fremdzellen erkennen. Deswegen involviert bei der Schwangeren die Thymusdrüse, um eine Toleranz gegen den Fötus zu erreichen. Ungefähr einen Monat nach der Geburt wird die Thymusdrüse wieder funktionsfähig. Man weiß heute, daß während der Schwangerschaft die Thymushormone des Fötus in das Blut der Mutter übergehen. Darum bessern sich viele Krankheiten bei einer Schwangeren, zum Beispiel Rheuma, Migräne, Mb.Sternberg u.a.

1950 begann ich mit einem einfachen Wasserextrakt aus der Thymusdrüse junger Kälber meine ersten Krebsversuche, zuerst beim Tier und dann beim Menschen. Diese Forschungen setzte ich einige Jahre in den USA fort. Die von mir durchgeführte klinische Versuchsreihe in Californien zeigte die gleichen positiven Ergebnisse wie zuvor in Schweden. An der Stanford University experimentierte ich mit Mäusen unter verschiedenen Umweltbedingungen.

Bei Brust- und Ohrentumoren wurden durch die Behandlung mit THX sehr gute Resultate erzielt. Es folgte ein kurzer Forschungsaufenthalt an dem berühmten Sloan-Ketterin-Institut in New York, dem größten Krebsforschungsinstitut der Welt. Private Umstände führten mich 1953 von dieser lehrreichen Reise nach Schweden zurück.

Nach jahrelangem vergeblichen Hoffen auf eine Arzt-Teamarbeit in Schweden beschäftigte ich mich nun allein mit dem Rätsel der Funktion der Thymusdrüse. Inzwischen war die Thymusforschung ein allgemein aktuelles Forschungsgebiet geworden; so bekam ich jetzt Hilfe, mit der ich nicht mehr gerechnet hatte. Die Ergebnisse meiner Arbeit wurden von anderen Forschern anerkannt. Englische Forscher stießen, wie ich schon Jahre zuvor, auf den Zusammenhang zwischen Thymus und Krebs.

Zwischen 1960 und 1963 arbeitete ich nur auf dem Gebiete der experimentellen und klinischen Krebsforschung und das mit gutem Erfolg. Ich behandelte in diesen Jahren zusammen mit 200 schwedischen Ärzten etwa 5.000 Patienten mit hoffnungslosen Malignomen (Karzinom, Sarkom, Leukämie, Mb.Sternberg). Es konnten nur 600 bis 700 Krankengeschichten wissenschaftlich untersucht und statistisch bearbeitet werden, da viele Patienten andere Behandlungen erhalten hatten und mikroskopische Diagnosen etc. fehlten. Aber von diesen 600 bis 700 Patienten wurden durchschnittlich 80 % subjektiv und objektiv gebessert oder ganz geheilt.

Seit 1963 habe ich auch andere Krankheiten behandelt, und zwar Krankheiten, von denen man glaubt, daß die Abwehrkräfte, die Immunabwehr, zu schwach seien. Eine Krankheit (z.B. chronische Entzündungen, Allergien, Arthriten etc.) nimmt einen chronischen Verlauf, weil die Abwehrkräfte zu schwach sind. Könnte man die Immunabwehr stärken, so wäre es natürlich zu denken, daß die Krankheit erst akut wird und nachher abheilt. Ich begann, diese Krankheiten zu behandeln, und die Resultate entsprachen meinen Erwartungen.

Bekommen die Patienten täglich Injektionen, zeigen alle nach fünf Spritzen akute Symptome, etwa Fieber und eine lokale Rötung und Schwellung an der Injektionsstelle. Im allgemeinen ist dieses akute Stadium nach einer Behandlungswoche vorbei und dem Patienten geht es besser und besser. Meistens wird die Krankheit vollständig geheilt. Diese Resultate sind regelmäßig bei allen chronischen Krankheiten zu beobachten (Sinusitis, Pharyngitis, Bronchitis, Colitis, Cystitis etc.). Bei Patienten mit rheumatischer Arthritis treten auch nach fünf Injektionen akute Symptome auf, die bis zu mehreren Wochen anhalten können. Danach tritt dann eine langsame Besserung ein. Auch alle Allergien werden durch die Thymustherapie positiv beeinflußt, z.B. allergische Rhinitis, Conjunktivitis, Asthma und allergische Ekzeme. Die meisten Allergien benötigen eine mehr als viermonatige Behandlung.

Bei den Versuchen mit THX habe ich auch günstige Auswirkungen auf viele andere Krankheiten entdeckt. Es ist meistens so, daß die Patienten mehr als eine Krankheit haben. Dies ist natürlich, wenn man bedenkt, daß die chronische Krankheit zum großen Teil auf einer schlechten Thymusfunktion beruht. Die Bedeutung der Drüse für die Immunabwehr ist ja nicht die einzige Funktion der Thymusdrüse; sie produziert - wie die meisten anderen endokrinen Organe auch - viele Hormone. Jetzt wissen wir, daß es möglicherweise mehr als 20 Thymushormone gibt. Damit ließe sich die positive Wirkung auf eine Vielzahl verschiedener Krankheiten erklären.

Ich möchte gern von einigen dieser Krankheiten berichten. Bei Prostataadenomen wurden mehr als 90 % der mit THX behandelten Patienten ganz geheilt. Ich habe viele tausend Fälle von Prostataadenomen mit positivem Effekt behandelt. Eine spontane Heilung oder eine Fehldiagnose sind bei dieser Krankheit sehr selten.

Bei Angina pectoris, also Coronarinsuffizienz, waren mehr als 90 % der Patienten nach der Thymustherapie ohne Symptome; sie benötigten keine Tabletten mehr. Von den Patienten, bei denen Angina pectoris zur Invalidität geführt hatte, waren ungefähr 80 % nach der THX-Behandlung ohne Symptome. Bei dieser Krankheit kann man eine Besserung objektiv durch Registrierung des Bedarfs an Nitroglycerin-Kapseln verfolgen.

Bei einer anderen Gefäßkrankheit, der Claudicatio intermittens, habe ich mit der THX-Behandlung sehr gute Erfolge erzielt. Ich habe hundert solcher Patienten behandelt, viele bereits mit beginnender Gangrän. Bei allen diesen Patienten trat eine Heilung ein, selbst bei jenen, die amputiert werden sollten.

Ich habe bis heute zwischen 10.000 und 20.000 Patienten mit Hypertonie, also sogenannter essentieller Hypertonie, behandelt; 80 % wurden gebessert. Die Patienten brauchten keine Tabletten mehr.

Seit 13 Jahren behandele ich mit THX Diabetes mellitus und hierbei speziell Zuckerkrankheiten mit Komplikationen (Retinopathien und andere Angiopathien). Alters- und Jugenddiabetes bilden zusammen mehr als 2.000 Patienten. Bei Altersdiabetes wird ein großer Prozentsatz gebessert oder geheilt. Viele brauchen danach weder Tabletten noch Diät. Bei Jugenddiabetes wird der Insulinbedarf nach einigen Wochen immer niedriger. Die Patienten benötigen zwischen 25 und 50 % weniger Insulin.

Patienten mit Retinopathien werden durch eine THX-Behandlung sehr positiv beeinflußt. Mehr als 50 % können als gebessert angesehen werden. Es gibt Patienten, die nur hell oder dunkel erkennen konnten. Nach der THX-Behandlung trat eine langsame Besserung bis zum vollständigen Sehen ein.

Diabetischer Katarakt und Glaukom werden durch THX nicht beeinflußt.

Alle Patienten, die an Angiopathien in den Beinen litten, wurden geheilt. Auch Patienten mit Geschwüren und beginnendem Gangrän wurden geheilt. Ich möchte in diesem Zusammenhang auch etwas zu den venösen Durchblutungsstörungen sagen. Wahrscheinlich enthält THX ein Zirkulationshormon; denn alle diese Störungen wurden gebessert.

Auch bei Migräne, die durch schlechte Zirkulation verursacht ist, wird THX erfolgreich eingesetzt. Die meisten Patienten wurden ganz von ihrer Migräne geheilt und bekamen keinen Rückfall. Einige waren nur dann, wenn sie THX bekamen, ohne Symptome und wurden bei Absetzen von THX wieder rückfällig.

Wahrscheinlich enthält THX auch ein zellstimulierendes Hormon. Ich habe mehrere tausend Patienten mit Arthrose behandelt. Die Arthrose kann gebessert oder geheilt werden. Allerdings kann man bei schwerer Hüftgelenkarthrose nicht viel mit THX ausrichten. Immerhin verschwinden bei Ruhestellung die Schmerzen.

Mein besonderes Interesse gilt den Augenkrankheiten. Von der diabetischen Retinopathie habe ich bereits gesprochen. 70 % der Patienten, die an Alterskatarakt leiden, wurden nach einer THX-Behandlung gebessert oder geheilt. 30 % Besserung tritt bei Glaukomerkrankungen ein. Bei altersbedingten Änderungen der Netzhaut tritt überraschend schnell eine Besserung ein. Schon nach einer Woche Behandlung sehen die Patienten besser. Die Sehkraft verbessert sich zwischen 10 und 40 %. Diesen Effekt kann ich dadurch erklären, daß THX die Netzhautzellen stimuliert und zu einer besseren Funktion anregt. Vielleicht hängt das auch mit einer besseren Durchblutung zusammen.

Viele Krankheiten werden sichtlich gebessert, zum Beispiel Epilepsie, alle Hautkrankheiten wie Dermatiden und Ekzeme, Dermatitis, Retinitis pigmentosa bei Kindern u.a.

Was Nebenwirkungen betrifft, so möchte ich betonen, daß es überhaupt keine gibt. Patienten mit chronischen Infektionen bekommen in der zweiten Behandlungswoche eine lokale Rötung und Schwellung an der Injektionsstelle. Es handelt sich dabei aber um eine Reaktion, nicht um eine Nebenwirkung.

Bei Patienten mit Hypoglykämie und Hypotonie sinkt in den ersten zwei Behandlungswochen der Blutzucker und der Blutdruck. Das ist die einzige Reaktion, also keine Nebenwirkung.

Bei der Behandlung mit THX habe ich keine Kontraindikationen feststellen können. Nur bei Patienten,
die über einen langen Zeitraum Cortison genommen
hatten, trat eine positive Wirkung von THX erst ein
Jahr nach Absetzen von Cortison ein. Bei Patienten,
die mit Androgenen und Östrogenen behandelt sind,
hat THX erst drei Wochen nach der letzten Hormon-
spritze eine positive Wirkung.

Zum Schluß möchte ich noch eine kurze Zusammenfassung meiner Forschungsarbeiten geben:

An einer Universität in Schweden haben Wissen-
schaftler Untersuchungen mit THX angestèllt. Der
Leiter dieser Gruppe ist Dozent Torgny Stigbrand.
Es wurde bewiesen, daß THX 20 verschiedene Pro-
teine und wahrscheinlich 20 verschiedene Hormone
enthält. Alle diese Proteine haben ein niedriges
Molekulargewicht. Daher wird es niemals allergische
Reaktionen auf THX geben.

Elektronenmikroskopisch wurde festgestellt, daß das
von mir hergestellte THX alle Bestandteile der Thy-
muszelle enthält. Die Zellmembranen werden durch
destilliertes Wasser gesprengt.

In einer neuen Untersuchung hat sich der Effekt von THX auf die Stimulation der Lymphozyten, ähnlich wie beim Thymosin-Effekt, gezeigt. Die Testmethode wird folgendermaßen durchgeführt: Man isoliert T-Lymphozyten und Schafbluterythrozyten. Diese zusammen bilden Rosetten. Durch den sogenannten Rosetten-Test wurde nachgewiesen, daß nach der Anwendung von THX eine Steigerung der Rosettenbildung von 15 bis 30 % erreicht wird. Eine Steigerung, die dem reinen Thymosin nach Prof. Goldstein entspricht.

Ich hoffe und glaube, daß meine Arbeit mit THX ein guter Boden für die weitere Thymusforschung sein wird, und daß diese Forschung dazu beiträgt, viele neue Möglichkeiten zur Behandlung bisher unheilbarer Krankheiten zu bieten.

Einleitung

THX ist eine langjährig erprobte Behandlungsmethode nach Dr. E. Sandberg, Aneby/Schweden. Freundlicherweise hat mir Dr. Sandberg das Herstellungsrezept zwecks weiterer klinischer Forschungen überlassen., und seit Mitte 1975 wird auch in der Bundesrepublik Deutschland die THX-Behandlung durchgeführt.

Der Indikationsbereich dieser Behandlung ist weit gespannt und umfaßt chronische Krankheiten sowie vor allem Erkrankungen, bei denen die Abwehrkräfte des Organismus nachgelassen haben, zum Beispiel:

Allergie, Asthma, chron. Bronchitis, Diabetes mellitus mit seinen Komplikationen (z.B. Blutungen im Auge, Retinopathien), Weichteilrheumatismus, Polyarthritis, Arthrose, Lupus erythematodes, Bandscheibenschaden, Angina pectoris, Hypertonie, Durchblutungsstörungen infolge Arteriosklerose, Psoriasis, Leberzellschaden, Nierenparenchymschaden, Prostataadenom, Potenzstörungen, Beschwerden des Klimakteriums, Paradontose, Katarakt im Anfangsstadium.

Bei einigen Formen von Adenokarzinom und anderen Malignomen wurden mit Thymusextrakt gute therapeutische Erfolge erzielt.

THX (Gesamt-Thymusextrakt) ist ein wasserlöslicher Extrakt, der von jungen Kälbern gewonnen wird. Das Präparat hat eine begrenzte Anwendungszeit und muß ständig frisch in Laboratorien hergestellt werden. Aus diesem Grunde ist es ungeeignet für den Versand und noch kein pharmazeutisches Endprodukt. THX ist nicht standardisiert und nicht vom BGA im Sinne des Arzneimittelgesetzes zugelassen.

Die Behandlung wird ambulant durchgeführt und dauert durchschnittlich drei Wochen. Während dieser dreiwöchigen Behandlung werden 15 intramuskuläre Injektionen von 10 ml THX gegeben. In der ersten oder zweiten Woche ist es möglich, daß eine lokale oder allgemeine Reaktion auftritt, und zwar in Form von Rötungen, Juckreiz an der Injektionsstelle oder kurzdauernd erhöhter Temperatur, eventuell Schüttelfrost. Bei diesen Reaktionen genügt es, lokal kalte Umschläge zu verabreichen und, wenn das Fieber über zwei Tage bestehen bleibt, ein Antihistaminikum anzuwenden.

Bei der THX-Anwendung ergaben sich, wie bei jeder anderen Behandlungsmethode, keine 100 %igen therapeutischen Erfolge. Seine Erfolgsquote bewegt sich zwischen 60 und 70 %.

Die positive Auswirkung stellt sich in manchen Fällen schon während der Behandlung ein; meist jedoch tritt der gewünschte Erfolg erst nach vier bis sechs Wochen ein. Bei 90 % der Patienten hält die Wirkung bis zu einem Jahr an. Eine Wiederholung der Behandlung wird individuell abgestimmt.

Kontraindikationen für die Behandlung mit Thymusextrakt sind alle Blutungszustände oder sogenannte Koagulopathien, regelmäßige Einnahme von Blutverdünnungsmitteln (Marcumar) in größeren Mengen bzw. bei sehr niedrigem Quick-Wert, regelmäßige Einnahme von schmerzstillenden Mitteln, die Salicylsäure enthalten (Aspirin oder Colfarit), oder regelmäßige Einnahme von Cortison. Patienten, die regelmäßig Cortison nehmen, dürfen erst nach einer sechsmonatigen bis einjährigen Pause (je nach Dauer und Dosis der Cortison-Einnahme) mit THX behandelt werden.

Thymusextrakt ist ein komplexes Gemisch vieler Hormone, immunkompetenter Substanzen und Enzyme. Nach dem heutigen Stand der Technologie wird er im Labor von Thymustherapeuten hergestellt. Der mittels der Methode von Dr. Sandberg hergestellte Thymusextrakt wird in der eigenen Praxis verwendet. Die Herstellung des Thymusextraktes steht unter gesundheitsbehördlicher Kontrolle, und vor der Einspritzung wird der Extrakt bakteriologisch kontrolliert.

Nach der Meinung von GOLDSTEIN besitzen die T-Lymphozyten im gesunden Organismus die Fähigkeit, sich unter dem Einfluß der Transfer-Faktoren - Mediatoren -, die sich in ihnen befinden, in aktive Lymphoblasten zu transformieren, die nach der Sensibilisierung maximale Aktivität zeigen. Diese sensibilisierten T-Lymphozyten produzieren durch den immunologischen Mechanismus eine zytotoxische Substanz, die zur Zytolyse und Destruktion der malignen Zellen führt. Diese Lymphozyten werden "Killer-Zellen" genannt. Sie ermöglichen die Erhaltung des normalen physiologischen Daseins. Ihre Aktivität verdanken die T-Lymphozyten den Impulsen, die sie vom Thymus bekommen, bzw. den hormonalen Faktoren, die aus dieser Drüse stammen.

Die Wirkungsweise dieser Faktoren ist die Aktivierung des zellulären zyklischen Adenosinmonophos-
phates (AMP) in den Lymphozyten, das zur vermehrten
Produktion der Mediatoren (Lymphokine) führt, zu
denen auch das Lymphotoxin gehört.

Das Lymphotoxin spielt eine entscheidende Rolle in
der immunologischen Aufsicht bei der Entstehung maligner Erkrankungen.

Ich sehe die Anwendung des gesamten Thymusextraktes
als eine Therapie auf drei Ebenen:

a) eine Frisch-Hormonbehandlung,

b) positive immunologische Reaktionen durch
   immunkompetente Substanzen

   und

c) positive Auswirkung der Enzymsysteme.

I. Historischer Überblick

Es ist nicht selten in der Geschichte der Medizin, daß viele praktische Verfahren und Heilmittelmethoden durch Empirie erfolgreich entwickelt, angewandt und dann erst später durch theoretische Überlegungen und Laboratoriumsexperimente bestätigt werden. Der Gedanke liegt nahe, daß die Entwicklung von THX den gleichen Verlauf genommen hat.

Viele kennen die lange Geschichte und das Schicksal der konsequenten und ausdauernden Arbeit von Dr. Sandberg, der seit einigen Jahrzehnten an diesem Problem arbeitet. Er hat seine Forschung über THX, wie er sagt, in seinem Kopf begonnen; THX wurde folglich nicht nur empirisch entwickelt, es basiert auf seinen ausgeklügelten Überlegungen, die Voraussetzung für die positiven Resultate waren.

Die neuesten Erkenntnisse bestätigen die Arbeiten von Dr. Sandberg; ich darf in kurzen Zügen die Geschichte der Thymusforschung skizzieren:

1905   Professor Hammar, J. A., Schweden, stellt ausführliche und umfangreiche Forschungen über Thymus an.

1924   Thurner, K., homogenisiert die Thymusdrüse in salziger Lösung und filtriert danach.

1929   Nitschke, A., sättigt die Thymussuspension mit einer Essigsäurelösung und isoliert das Großmolekular-Eiweiß durch iso-elektrisches Potential.

1934   Rowntree, L. G., gewinnt den Extrakt durch Extrahierung mit Natriumchlorid bei 68° C. Durch Präzipitation der Großmoleküle, Dekantierung und Überstand wurde ein pH-Wert von ca. 3,5 eingestellt.

1938   Theoretische Arbeiten von Dr. Sandberg, E.

1947   Torda, C., und Wolff, H. G., stellen mit Aceton, danach mit Äther den Extrakt her.

1949   Dr. Sandberg, E., veröffentlicht die Grundstudien in einer Dissertation.

1950   Beginn der experimentellen und klinischen Untersuchungen von Dr. Sandberg am Menschen.

Danach folgen die Arbeiten von Bomskov, C.,
Schneider, L., Schwarz, H., Pansky, B., Szent-
Gyorgyi, A., Comsa, J., Goldstein, G., Milcu, S. M.
und Potop, I., um nur einige zu nennen.

1968 veröffentlichte Dr. Sandberg in seinem Buch
"THX" seine Forschungsarbeiten und Erfahrungen mit
zahlreichen Patienten, die er im Laufe der Jahre
behandelt hatte.

Das Jahr 1975 sehe ich als einen besonderen Wende-
punkt in der gesamten Thymusforschung an. Zum ersten Mal wurde das von mir hergestellte Präparat
bei zahlreichen Patienten in meiner Praxis angewandt.

Ich habe die Herstellung des Thymusextraktes (von
jungen Kälbern, s. S. 30) bei Dr. Sandberg gelernt
und wurde freundlicherweise von ihm in die Thymus-
Therapie eingeweiht. Bis jetzt habe ich hauptsächlich nach seiner Methode gearbeitet. Meine Erfolgsquote deckt sich im großen und ganzen mit der von
Dr. Sandberg.

Über meine Beobachtungen und Erfahrungen habe ich sowohl beim ersten Symposium in Aneby 1975, als auch auf den Kongressen der Internationalen Gesellschaft für Thymusforschung e.V. in den Jahren 1976, 1977, 1978, 1979, 1980, 1981, 1982 und 1983 sowie auf verschiedenen anderen Kongressen der letzten Jahre und in ständigen Gesprächen mit Kollegen berichtet.

## II.	Die Erfahrungen des
Dr. Dr. med. vet. Elis Sandberg

## 1.	Die Entwicklung des THX

Als sich der Schwede Elis Sandberg, von dem tragi-
schen Schicksal seines Bruders berührt, auf die
Suche nach Hilfe für diesen ihm nahestehenden, an
Tuberkulose erkrankten und dem Tode geweihten An-
gehörigen begab, waren weder der fernere Verlauf
noch die Erkenntnisse seiner Forschungslaufbahn,
noch die Entdeckungen, die er dabei machen würde,
vorauszusehen.

## 2.	Die Forscherjahre 1953 - 1967

Von Haus aus Veterinärmediziner, wußte Sandberg,
daß unter den gleichen Verhältnissen der eine Organismus einer infektiösen Krankheit anheimfällt,
während der andere unbeschadet bleibt. Mit anderen
Worten, wenn ein Körper sich ausreichend gegen eine
Krankheit wehren und verteidigen kann, der andere
aber nicht, muß dies doch an der unterschiedlichen
Abwehrfähigkeit des Körpers - von der Veranlagung

her oder gemäß dem späteren Verlauf des Lebens - liegen. Besitzt ein Körper, gleichviel aus welchen Gründen, von sich aus eine nicht genügende, also eine geschwächte Abwehrkraft, so muß man herausfinden, woran es liegt, um den nächsten Schritt tun zu können, nämlich zu erforschen, wie und womit diesem Mangel begegnet werden kann.

Der erste Schritt mußte jedoch vor dem zweiten getan werden. Wie schon erwähnt, war die Tuberkulose der Ausgangspunkt für Sandbergs Forschungen, die Alternative dazu die Erforschung der Widerstandskraft des Körpers.

Bisher ging man in den Sanatorien davon aus, die geschwächte körpereigene Widerstandskraft durch Ruhe, frische Luft, geeignete Ernährung und dergleichen zu stützen. Solche Maßnahmen stellten Sandberg jedoch nicht zufrieden. Als eigenwilliger, aber Vollblutforscher wollte er wissen, wo die Widerstandskraft herrührt, ob von einem Organ oder mehreren und von welchen Funktionen. Das waren Fragen über Fragen, die die ganze Leidenschaft eines Berufenen herausforderten.

Hypothesen sind das Produkt logischen Denkens und bedürfen der Beweiserbringung, die ihrerseits bei einem Forscher Kapital, Freizeit und die Bereitschaft zu einem unbequemen Kampf in ununterbrochener Folge voraussetzt.

Aus der bereits vorhandenen Fachliteratur erfuhr Sandberg, daß die Risikobereitschaft des Körpers für Tuberkulose nach der Pubertät, also nach der großen hormonellen Umstellung des Körpers, am höchsten ist; danach folgt die Alters-Tuberkulose, also bei Menschen mit einem gealterten Organsystem. Diese Umstände wiesen darauf hin, daß die Widerstandskraft des Körpers mit der Funktion des hormonbildenden Systems in Verbindung stehen muß - dem endokrinen System also.

Die Sisyphusarbeit bestand nun darin, aus dem Drüsensystem die Drüse oder diejenigen Drüsen ausfindig zu machen, die für die Abwehr und Verteidigung des Körpers gegen Infektionen verantwortlich sind.

3. Das Organ der Thymusdrüse

Sandberg begann seine Forschungen mit Untersuchungen der Hypophyse und stieß in diesem Zusammenhang auf die Thymusdrüse, ein Organ, das zu jener Zeit in Vergessenheit geraten war, und stellte fest, daß viele und eindeutige Übereinstimmungen zwischen der Veränderung des Thymus und der Veränderung der Widerstandskraft des Organismus bestanden.

Nun tauchte die Frage nach dem Rang der Verantwortung dieser Drüse gegenüber der Widerstandskraft im Körper auf und, welche Rolle sie bei der Tuberkulose-Erkrankung spielte. Für die Untersuchungen bot ihm seine tierärztliche Praxis reichlich Gelegenheit. Die in der Welt damals noch verbreitete Annahme, daß der Thymus kurz nach der Geburt oder nach der Pubertät zum rudimentären, d.h. zurückgebildeten Organ wird, erwies sich als irrig. Daß dieser Irrtum zu spät erkannt wurde, mag wohl auch an der besonderen Struktur dieses Organs liegen, das aus einem spezifischen Epithel, den eigentlichen Drüsenzellen, und einer Menge loser Zellen, den sogenannten Lymphozyten, auch Thymozyten, Thymuslymphozyten oder einfach T-Lymphozyten genannt, besteht, und das gemäß seiner Entstehung zu den bronchogenen Organen zählt. Diese losen T-

Lymphozyten, die die Steuerung oder das Gehirn aller immunkompetenter Zellen sind und die bei mah-
nender Gefahr (in gesundheitsgefährdenden Situa-
tionen) zusammen mit den Immunglobulinen wie
Schutzpatrouillen gegen die Antigene ausschwärmen,
machen vom Gewicht und Volumen her den Hauptanteil
des Thymus aus. Und gerade darin dürfte die Ursache
zu suchen sein, weshalb der Thymus so lange als rudimentäres, also überholtes und gegenstandslos ge-
wordenes Organ angesehen wurde; denn man verfügte
damals für die Anatomie nur über Menschen- oder
Tierkörper, die einer Krankheit erlegen waren, und
bei denen man nur das spezifische Epithel ohne die
ausgeschwärmte "Polizei", die Lymphozyten, vorfand.
Die Größe der Drüse sowie die Art und der Anteil
der verschiedenen Thymusfaktoren sind wesentlich
vom Entwicklungszustand abhängig, und zwar, ob es
sich um einen fetalen, juvenilen oder adulten
Thymus handelt.

4.   Thymus bei Mensch und Tier

Erst zu Beginn unseres Jahrhunderts bezog Professor
J. A. Hammar, Uppsala, bei der Thymusforschung auch
Leichen von Selbstmördern und Unfallopfern mit ein,
d.h. Körper, bei denen der Thymus unverändert ge-

blieben war. Nun ergab sich ein völlig neues Bild dieses Organs, nämlich, daß der Thymus bis zur Pubertät wächst, danach zwar kleiner wird, aber ein voll funktionierendes Organ bleibt.

Und wieder erwies es sich als glücklicher Zufall, daß Sandberg Veterinärmediziner war. Die hormonbildenden Organe sind bei Mensch und Säugetier mit wenigen Ausnahmen im Prinzip gleich. Ihm standen Rinder in genügender Anzahl zur Verfügung, um den Thymus von Grund auf zu erforschen, und zwar bei allen Altersgruppen, bei gesunden und kranken, gut und schlecht ernährten Tieren, bei ungedeckten und gedeckten in den einzelnen Trächtigkeitsstadien. Er erhärtete bei diesen Untersuchungen nicht nur die von Professor Hammar gemachten Feststellungen, sondern erkannte zum Beispiel auch, daß die Drüse während der Trächtigkeit eines Rindes an Volumen abnahm, nach der Entbindung fast verschwunden war, sich danach aber in relativ kurzem Zeitabstand neu bildete. Auch die von Hammar bereits publizierte Beobachtung, daß der Thymus bei erkrankten Tieren viel kleiner als bei gesunden sei, fand durch Sandbergs Untersuchungen neue Bestätigung. Er stellte auch die Altersinvolution sowie die vorübergehende Involution bei Streß und Abmagerung fest.

Resumee:

Der Thymus kann sowohl aus physiologischen wie auch aus pathologischen Gründen einer Involution unterliegen. Es wäre jedoch falsch, daraus die Schlußfolgerung zu ziehen, daß eine volumenmäßige Abnahme des Thymus gleichbedeutend sei mit Verminderung der Funktion. Dies ist keineswegs generell der Fall. So konnte Sandberg feststellen, daß während der Schwangerschaft oder bei zunehmendem Alter eine gleichzeitige Abnahme sowohl des spezifischen Epithels als auch der losen Zellen stattfindet, was auf eine verminderte Funktion dieses Organs schließen läßt. Viel später bewiesen die Untersuchungen von dem Dozenten Dr. med. M. Jevremovič die gleichen morphologischen Veränderungen. Bei anderen Formen der Involution, zum Beispiel bei Streß, schwärmen zunächst nur die Lymphozyten aus dem Organ aus, was als erhöhte Funktion des Organs aufzufassen ist, und erst bei längerer Einwirkung, d.h. anhaltendem Streß, vermindert sich auch das spezifische Epithel, was die Erschöpfungsphase auslöst. Der Vater der Streßforschung Selye hatte bei der Erforschung des Streßproblems eine erhöhte Aktivität der Nebenniere durch psychische und physische Überanstrengung sowie den anschließenden Abfall der Aktivität festgestellt. Die gleichzeitige Involution des Thymus sah er als verminderte Funktion an.

In Wirklichkeit ruft die Involution des Thymus (und im Streßfall auch der Nebenniere) bei der einen Art von Einwirkung eine Funktionsverminderung des Organs, bei der anderen dagegen eine Funktionsaktivierung hervor. Damit fand Sandbergs Hypothese, dem Thymus falle bei der Abwehr und Verteidigung des Körpers gegen Infektionen eine maßgebende Rolle zu, eine wesentliche Stütze. Da der exakte Beweis dafür noch nicht erbracht war, begann er wieder mit seinen Versuchen, und zwar mit Meerschweinchen, die besonders tuberkuloseanfällig sind.

5.   Versuche mit Wasserextrakt aus Thymus (THX)

Sandberg versuchte damals, aus einer Vielfalt der Möglichkeiten die Thymusdrüse zu extrahieren und damit die richtige Testmethode zu finden, um die gewünschte Substanz zu gewinnen. Bei der Bescheidenheit seiner Laborhilfsmittel, die damals zur Verfügung standen, begann Sandberg mit dem Wasserextrakt, aus dem sich später das THX - diese drei Buchstaben entstanden im Labor als Abkürzung für Thymusextrakt - entwickeln sollte.

Schon der erste Versuch mit 5 Versuchs- und 5 Kontrolltieren brachte eine wirkliche Überraschung.

Während die 5 Kontrolltiere den Folgen der Infektionen durch injizierte Tuberkulosebazillen erlagen, reichte bei vier der fünf Tiere, die vorher mit Thymusextrakt behandelt worden waren, die Widerstandskraft aus, diese Infektion abzuwehren. Das fünfte Tier hatte genügend Abwehrkräfte gegen die Infektion. Es hatte nur einen stecknadelkopfgroßen tuberkulösen Herd in der Leber.

Dank des Übereinkommens mit einem bakteriologischen Labor und nach Überwindung mannigfacher Schwierigkeiten materieller Art konnte Sandberg die Tierversuche über infektiöse Immunität fortsetzen, und zwar als Privatforscher; dabei begleiteten ihn weiterhin Mißtrauen und Schwierigkeiten bei der Publikation seiner experimentellen Untersuchungsergebnisse.

Er überprüfte erneut seine Hypothese und überlegte, welche weiteren Funktionen der Thymus haben könnte. Parallel zu anderen endokrinen Organen folgerte er zwangsläufig, daß auch dem Thymus mehrere Funktionen obliegen und daß mehr als ein Hormon von ihm stammt.

So vermutete man schon seit langem, daß auch das Wachstumshormon aus der "Werkstätte" des Thymus

kommt, und zwar zwingend, weil die Drüse nach voll-
zogenem Wachstum des Körpers kleiner wird. Von dieser Vermutung ausgehend, war sein nächster Gedanke,
ob es vielleicht ein Gegengewicht zum Wachstumshormon gebe. Wenn der Thymus das Wachstumshormon liefert, warum konnte nicht auch ein Gegenspieler, ein
wachstumshemmendes Hormon, aus diesem Organ stammen?

Wer das endokrine System kennt, weiß auch, daß es
ein Regulations-System für die Hormonausschüttung
ist. Auch der Thymus zählt zum endokrinen System.
Es muß sich also wie folgt verhalten: Während der
Wachstumsperiode wird der Körper vom Thymus· mit dem
Wachstumshormon beliefert. Zu einem gewissen Zeitpunkt tritt dann, quasi als normale Sperre, für
dieses Hormon ein Anti- oder Gegenhormon in Erscheinung, um dem Wachstum Einhalt zu gebieten.

So war eine neue Hypothese geboren, die Hypothese
von dem Antihormon. Wie konnte man für diese neue
Hypothese den Beweis erbringen? Bei der Überprüfung
aller Möglichkeiten kam Sandberg eines Tages der
Gedanke an den Krebs.

6. Krebsforschung

Das charakteristische Bild dieser Krankheit zeigt eine abnorme, unkontrollierte Neubildung von Zellen. Man konnte bei den Krebserkrankungen den Versuch um einer vorläufigen Lösung des Problems willen wagen. Gelang es, mit dem Thymusextrakt einen gewissen Einfluß auf die unkontrollierbare Neubildung von Zellen zu gewinnen, so würde dadurch obige Hypothese gestützt. Versuchsmaterial stand dem approbierten Tierarzt in seiner Klinik zur Verfügung.

An diesem Punkt begann die Krebsforschung des Elis Sandberg, obwohl das Hauptinteresse nach wie vor der weiteren Erforschung der Funktion der Thymusdrüse galt. Die Arbeiten Sandbergs auf diesem Gebiete der Krebsforschung wurden Jahre später von dem amerikanischen Nobelpreisträger Szent-Gyorgyi weiter verfolgt. Auch ihm war es gelungen, aus dem Thymus ein wachstumshemmendes Hormon zu extrahieren, das im experimentellen Verfahren an Mäusen getestet wurde.

Sandbergs entscheidender Test konnte an einer Kuh gemacht werden, die an Lymphosarkom in weit fortgeschrittenem Stadium litt:

Tumoren im Becken, hinter dem rechten Auge und im Gehirn.

Da bei diesem Befund keine Besserung mehr zu erwarten war, überließ man Sandberg die Kuh als Versuchstier.

Hier ging es nun nicht mehr um Tuberkulose, sondern um Krebs; so hätte man eigentlich für diesen ersten Krebsversuch einen Extrakt mit dem wachstumshemmenden Hormon herstellen müssen. Doch Sandberg entschloß sich für den gleichen Extrakt wie früher und gab dem fast bewußtlosen Tier 20 ccm Thymusextrakt direkt in die Vene; die gleiche Dosis injizierte er intramuskulär. Darauf beobachtete man eine Zeitlang sehr gespannt, ob Nebenwirkungen auftreten würden. Dazu kam es nicht. Es geschah aber etwas völlig Überraschendes: Der Pulsschlag der Kuh, der vor der Verabreichung des Thymusextraktes das Doppelte des Normalen zeigte, hatte sich in etwa zehn Minuten nach der Behandlung normalisiert. Am nächsten Tag machte die Kuh den Eindruck eines gesunden Tieres und hatte guten Appetit. Die Tumoren waren jedoch noch da.

Sandberg kamen Zweifel an der Richtigkeit seiner Diagnose; aber er setzte die Behandlung fort, bis der letzte sichtbare Tumor verschwunden war. Das Tier wurde dann geschlachtet und zur Obduktion freigegeben. Man fand keine mikroskopisch sichtbaren Gewebsveränderungen von Tochtergeschwülsten des Lymphosarkoms im Gehirn. Die Diagnose war also gerechtfertigt, und das Ergebnis übertraf alle Erwartungen.

Weitere Versuche mit dem gleichen positiven Ergebnis folgten. Dieser einfache Thymusextrakt hatte eine tumorhemmende Wirkung bei einigen der bisher bekannten Krebsarten.

Bei diesem Stadium der Untersuchungen wäre es unbefriedigend gewesen, krebskranke Menschen, die sich freiwillig zur Testbehandlung stellten, abzulehnen und sie ihrem Elend zu überlassen.

Diese breitgefächerte Intensivarbeit Sandbergs umfaßte den Zeitraum 1953 - 1957, wobei man betonen muß, daß er weder Humanmediziner noch Professor, sondern schlicht ein sehr eigenwilliger Privatforscher war.

Die Jahre der klinischen Krebsforschung eröffneten Sandberg immer wieder neue Aspekte. Es gab zum Beispiel Krebskranke, die auch an anderen chronischen Krankheiten litten, "so daß ich reichlich Erfahrung sammeln konnte, wie THX nicht nur auf Krebs, sondern auch auf die anderen (chronischen) Krankheiten wirkte. So begann ich 1957 meine Versuche mit THX bei Gelenkrheumatismus und Fällen mit Komplikationen bei Diabetes" (lt. Sandberg).

7.   THX-Behandlung als Prophylaxe

Keinem anderen medizinischen Forschungsgebiet wird gegenwärtig so große Aufmerksamkeit gewidmet wie der Krebsforschung. Man kennt bereits eine Menge Ursachen, die als Krebserreger in Frage kommen. Man weiß auch, daß die Mehrheit der Menschen um die Mitte ihres Lebens zu Krebserkrankungen neigt. "Wenn die Immunverteidigung des Körpers richtig reagiert, werden Antikörper gegen Krebszellen gebildet", erläutert Sandberg, "und zwar in der gleichen Weise, wie Antikörper gegen Bakterien und Viren gebildet werden; denn der Körper betrachtet die Krebszellen als Fremdelement. Funktioniert der Verteidigungsmechanismus unzulänglich, teilen sich die Krebszellen weiter und es bildet sich ein Tumor."

52

Im Gegensatz zu früher, als Ärzte die Versuche an Krebskranken vornahmen und Sandberg das THX lieferte, dafür Angaben über die Ergebnisse erhielt, führte er in den letzten Jahren die Versuche selbst durch. Die Patienten wurden für die wissenschaftliche Auswertung sorgfältig ausgewählt. So schied er Fälle aus, bei denen eine mikroskopisch nachweisbare Krebsdiagnose fehlte oder wo zur gleichen Zeit eine andere medizinische Behandlung angewendet wurde, die die Beurteilung der THX-Wirkung verschleiern konnte, oder Fälle, in denen die Kontrolluntersuchungen und deren Zeiten unvollständig waren.

In einer Statistik, die Sandberg 1967 erstellte, wurden 633 Krebsfälle verschiedener Art ausgewertet. Diese 633 krebskranken Patienten wurden von Sandberg im allgemeinen über einen längeren Zeitraum täglich mit 5 ml THX-Injektionen behandelt. Bei vorschriftsmäßiger Handhabung des Extraktes traten weder lokale noch allgemeine Nebenwirkungen auf. In 137 Fällen waren Veränderungen an den Tumoren objektivierbar. Hierbei sind zuverlässige, objektive und ausdauernde Untersuchungen der Tumoren durch Inspektion, Palpation oder Röntgenbestrahlung gemacht worden. Bei 76 Personen wurde eine Verminderung bzw. das Verschwinden der Tumoren registriert.

Da ein Tumor durch die ständig unkontrollierbare Teilung der Zellen entsteht, enthält er Zellen verschiedener Reifegrade. Bei der Behandlung werden zuerst die unreifen Zellen beeinflußt. Daher kommt es, daß in der ersten Behandlungswoche die stärkste Tumorverkleinerung festzustellen ist. Wenn danach nur noch die reifen Zellen zu beeinflussen sind, wird der Verminderungsvorgang wesentlich langsamer. Im einzelnen handelt es sich um folgende Tumortypen:

Bei 8 von 14 Sarkomen wurde eine Tumorverkleinerung festgestellt.

Bei akuter Leukämie konnte in 10 von 11 Fällen eine positive Wirkung erreicht werden. Es handelt sich um Leukämiefälle, bei denen auf Cortison und andere Zellgifte verzichtet und nur mit THX behandelt wurde. Schon nach dem dritten Behandlungstag konnte eine Abnahme der unreifen Zellformen und ein Ansteigen der reifen Zellen festgestellt werden.

Bei der Sternbergschen Krankheit wurde in 7 von 9 Fällen eine positive Wirkung erzielt. Um einen Rückfall zu vermeiden, beanspruchen diese Fälle eine sehr lange Behandlungsdauer. Der Allgemeinzustand der mit THX behandelten Krebskranken war in 80 % der Fälle verbessert und beschwerdefrei. Die Patienten fühlten sich schmerzfrei, hatten besseren Appetit, weniger Erbrechen, höhere Blutwerte und kein Fieber.

Nach allen diesen Versuchen Sandbergs ist erwiesen, daß der Thymusextrakt Einfluß auf den Verlauf von Krebskrankheiten wie auf die Besserung des Allgemeinzustandes solcher Patienten hat. Daraus folgt auch, THX krebsvorbeugend zu verwenden, falls Urin- und Blutproben ergeben, daß ein Mangel an dem Thymushormon besteht. Sandberg hält die Antikörper bildende Fähigkeit eines Organismus nach der Thymusbehandlung für die wahrscheinliche Ursache der krebshemmenden Wirkung. Um eine positive Wirkung bei Krebs zu erzielen, ist auf jeden Fall eine größere Dosis Thymusextrakt nötig als bei chronischen Infektionen. Sandberg wörtlich: "Das bedeutet demzufolge, daß es andere Faktoren sind, die gleichzeitig Krebs beeinflussen, und nicht nur die erhöhte Antikörperbildung."

Wenn der Thymusextrakt eine krebshemmende Wirkung hat, sagt dieses nichts darüber aus, daß die Ursache der Entstehung des Krebses in der mangelhaften

Erzeugung der Thymushormone zu suchen ist, zumindest bei bestimmten Arten von Krebs. Wenn das der Fall gewesen wäre, brauchte man nur die entsprechenden Verteidigungsreaktionen des Körpers anzuregen, um einer Krebserkrankung vorzubeugen.

Damit war der Gedanke der prophylaktischen (vorbeugenden) Bedeutung des THX geboren. Doch auch bei der immunologischen Toleranz, dem wichtigsten Faktor bei Organübertragungen, spielt der Thymus eine dominierende Rolle, obgleich vermutlich nicht als einziges Organ. Er entscheidet mit, ob das körperfremde Eiweiß abgebaut (abgestoßen) wird oder nicht.

Zu diesem Zeitpunkt hatte Sandbergs Thymusextrakt schon eine gewisse Popularität erreicht, was zur Folge hatte, daß sich nicht nur Patienten in Vielzahl einfanden, sondern sich auch Ärzte bereit erklärten, ihre Patienten mit Thymusextrakt zu behandeln. Leider war es immer noch nicht möglich, das Interesse der Krebsspezialisten für den Thymusextrakt zu wecken. Da jedoch die Ergebnisse für sich sprachen, war es an der Zeit, die Presse über THX zu informieren.

Bei den Spezialisten löste diese Information keine sachliche Kritik aus, sondern die üblichen Autoritätsäußerungen, wenn es um ein Novum geht. Weit erfreulicher war die Reaktion bei den Ärzten der Krebspatienten.

Es begannen großangelegte Versuche mit Dosierungsvorschlägen für die behandelnden Ärzte, für die Sandberg kostenfrei THX zur Verfügung stellte. Er erhielt seinerseits von den Ärzten Auskünfte über die Ergebnisse der THX-Therapie.

8. Literatur

(1) SANDBERG, E., "THX", Schweden 1968

(2) SANDBERG, E., Contribution to the physiology of the thymus, Clinical tests with thymus extract, THX, Translated and reprinted from Medl.-Bl. f. Sv. vet.-förb. Nr. 23/1963

(3) SANDBERG, E., The bovine cervical Thymus and ''s Involution, Published in Upsala Läkareföre-.ings Förhandlingar (Acta Societatis Medicorum Upsaliensis), Vol. LIV: 3-4, 1949

Viele Informationen bekam ich auch von Dr. Sandberg selbst.

III. Allgemeine Information über THX

1. THYMUS - Anatomie und Physiologie

Im Pschyrembel heißt es:
"Der Thymus, beim Tier Bries(el) od. Milcher, innere Brustdrüse. Innersekretorisches Organ hinter d. Brustbein. Wachstum nur bis zur Geschlechtsreife, dann Rückbildung u. Umwandlung in Fettgewebe, jedoch verbleiben beachtl. Mengen Nucleoproteide (Thymonucleinsäuren). - Ferner steht die Drüse in Wechselwirkung mit d. Keimdrüsen u. hat Beziehungen zum Wachstum; Vergrößerung bei Basedow, Addison Krankheit u. Eunuchoidismus. Wahrscheinl. bestehen Beziehungen zw. Th. u. Kalkhaushalt (Knochenverkalkg.). Neue Befunde ergaben, daß Aufbau u. Entwicklung d. gesamten lymph. Systems entscheidend vom Th. mitbestimmt werden: Heute bezeichnet man den Thymus (zus. mit Appendix und Tonsillen) als primäre Immunitätsorgane.
Die große BEDEUTUNG DES T. BEI DER IMMUNOLOGISCHEN REIFUNG wurde 1961 von Miller u. Mitarb. entdeckt. Sie bewiesen dies durch den Versuch, daß neugeborene Mäuse nach operativer Entfernung des T. keine Immunität entwickeln können. Unsere heutigen Vor-

stellungen lassen einen humoralen u. einen zellulären T.faktor vermuten, die die Reifung der immunologisch potenten in die immunologisch kompetente Immunzelle bewirken. Der HUMORALE T.FAKTOR wird im T. produziert, dann in die Blutbahn abgegeben, um die immunologischen Stammzellen in die funktionstüchtigen Immunzellen umzuwandeln. Der ZELLULÄRE T.FAKTOR bewirkt im T. die Reifung d. lymphoretikulären Stammzellen, die sich nach abgeschlossenem Reifungsprozeß in den lymphatischen Organen (Lymphknoten, Darmwand, Milz, Knochenmark) als Immunzellen ansiedeln.

Das Organ setzt sich aus Läppchen zusammen, von denen eines hier gezeigt wird. Der zentrale Anteil, der auch als Mark bezeichnet wird, ist reich an spezifischen epithelialen Zellen, während der periphere Anteil oder die Rinde dicht mit Lymphozyten angefüllt ist. Die Lymphozyten befinden sich in taschenartigen Gebilden aus einer Schicht von Epithelialzellen oder deren Fortsätzen, die sie von Bindegewebe und Blutgefäßen trennt. Das Mark enthält Hassall'Körperchen: Gruppen von hyperthrophischen oder abgeflachten Epithelialzellen, die konzentrisch um einen hyalinen oder nekrotischen Kern angeordnet sind.

Die Lymphozyten in der Peripherie werden nicht als thymusspezifisch betrachtet, da sie die Nachkommen von Zellen sind, die aus dem zirkulierenden Blut durch das epitheliale Gerüst des Thymus eingedrungen sind.

Unspezifische/Spezifische
Zellen

1 = Thymus-Lymphozyten;

2 = Retikuloendotheliale
    Zellen:
    Histiozyten, Makro-
    phagen, Endothelial-
    zellen;

3 = Hassall'Körperchen;

4 = Längliche Epithelial-
    zellen als Ausklei-
    dung von Blutgefäßen
    und Kapsel;

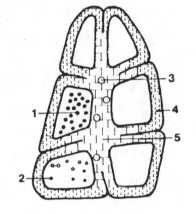

5 = Epithelialzellen des
    Marks.

Schematische Darstellung der Thymusstruktur (nach J. F. A. P. Miller)"

Literatur

Pschyrembel, Klinisches Wörterbuch, 254. Auflage, Walter de Gruyter & Co., Berlin 1982.

Der Thymus hat in Kooperation mit anderen endokrinen Drüsen neben den Aufgaben der Immunsteuerung sicher wichtige Funktionen in der Regulierung des Wachstums während der juvenilen Phase zu erfüllen.

2. Wirkprinzip

Nach den Untersuchungen von A. Goldstein (1,2,3,4, 5,6,7) besitzen die T-Lymphozyten im gesamten Organismus die Fähigkeit, sich unter dem Einfluß der Transfer-Faktoren oder Mediatoren, die sie enthalten, in aktive Zellformen zu transformieren, die nach der Sensibilisierung maximale Aktivität zeigen. Diese sensibilisierten T-Lymphozyten produzieren eine zytotoxische Substanz, das Lymphotoxin, das zur Zytolyse und Destruktion der malignen Zellen führt.

3. Dosierung und Applikationsweise

Gesamter Thymusextrakt wird in Dosen von 5, 10 oder 20 ml fünfmal in der Woche gespritzt. Die Dosierung richtet sich nach der Schwere der Erkrankung, Größe und Alter des Patienten. Thymusextrakt wird intramuskulär oder tiefsubkutan injiziert. Vor der Applikation empfiehlt Dr. Sandberg die Anwärmung des Extraktes auf 37° C. Bei Malignomen spritzt Dr. Sandberg kontinuierlich ein ganzes Jahr. Ich bin von dieser Empfehlung Dr. Sandbergs abgewichen auf die sogenannte intermittierende Applikationsweise; und zwar beginne ich die erste Behandlungsphase, die mindestens 6 Wochen dauert, mit täglicher Applikation von 10 ml Gesamt-Thymusextrakt. Nach einer Pause von 3 Monaten beginne ich die zweite Serie und weitere, die sich über ein Jahr und länger erstrecken. Lediglich schwerkranken Patienten wird während der 3 Monate nach der ersten Behandlungsphase zweimal wöchentlich THX gespritzt.

Es ist zu empfehlen, vor Applikation von Thymuspräparaten eine gründliche Untersuchung, die auch den großen Blutstatus sowie insbesondere auch den Immunstatus umfaßt, vorzunehmen.

4.   Indikationsbereich und Kontraindikationen

Der Indikationsbereich bei einer Behandlung mit THX ist weit gespannt und umfaßt chronische Krankheiten sowie vor allem Erkrankungen, bei welchen die Immunität des Organismus nachgelassen hat. Hierüber wurde bereits gesprochen (s. Einleitung). Außer den bereits erwähnten kann man noch die Multiple Sklerose und vor allem alle Malignome zum Indikationsbereich zählen.

Dieses breite Spektrum der Indikationen könnte bei einigen Kollegen Skepsis hervorrufen; aber nach langer klinischer Erfahrung von Dr. Sandberg haben alle diese Indikationen eine überdurchschnittliche Erfolgsquote gezeigt. Meine Erfahrungen bestätigen das, und aus allen meinen Analysen wird deutlich, warum THX so ein breites Anwendungsgebiet hat.

Thymusextrakt darf nicht bei Gravidität angewandt werden. Bei Experimenten an graviden Tieren kam es zum Abortus (persönliche Mitteilung M. Jevremović). Vor der Behandlung mit Thymusextrakt empfiehlt sich, besonders bei Malignomen, eine ausführliche Untersuchung des Gerinnungsstatus beim Patienten vorzunehmen. Manchmal tritt als Nebenwirkung ein rasches Absinken des Blutzuckers durch ein insulinähnliches Hormon auf. Bei Hypotonikern ist ein Abfall des Blutdrucks bemerkt worden, so daß es wichtig ist, diese Patienten zu beobachten, um eine hypotone Krise zu vermeiden.

5. Anwendung des Thymusextraktes in der Bundesrepublik Deutschland

Historisch ist nachweislich, daß die Thymusforschung in Deutschland bereits 1911, in den 30er und
50er Jahren (z.B. von Prof. Comsa an der Universität des Saarlandes) intensiv durchgeführt wurde.
Seit 1975 wird in der Bundesrepublik Deutschland
(in Bad Harzburg) die breite praktische Anwendung
und Forschung fortgesetzt und damit eine neue Renaissance der Thymusforschung und -therapie geschaffen.

Patienten, die sich einer Behandlung unterziehen,
kann man in vier Gruppen einteilen:

a) Geriatrische Fälle,
b) Patienten, die besonders streßgefährdet sind,
c) Patienten mit bestimmten chronischen Krankheiten,
d) Patienten mit bösartigen Geschwülsten.

Die durchschnittliche Behandlungsdauer erstreckt
sich über drei Wochen, außer bei Malignomen. In
diesen Fällen wird die Behandlungsdauer individuell
abgestimmt und kann sich über einige Monate bis zu
einem Jahr hinziehen.

6.   Literatur

(1) GOLDSTEIN, A.L.u.a.: The role of thymosin and
      the endocrine thymus on the ontogenesis and
      function of t-cells. Nachdruck aus: Molecular
      Approaches to Immunology, Academic Press,Inc.
      New York 1975

(2) GOLDSTEIN, A.L.u.a.: Thymosin and the immuno-
      pathology of aging. Fed.Proc. 33, No 9, Sept.
      1974

(3) GOLDSTEIN, A.L.u.a.: Purification and biolo-
      gical activity of thymosin, a hormone of the
      thymus gland. Proc. Nat.Acad. Sci., USA, 69,
      No 7, 1800-1803, 1972

(4) GOLDSTEIN, A.L. u.a.: Thymosin: chemistry,
      biology and clinical applications. In: Biolo-
      gical Activity of Thymic Hormones, Kooyker
      Scientific Publications, Rotterdam

(5) GOLDSTEIN, A.L. u.a.: Purification and pro-
      perties of bovine thymosin. Nachdruck aus:
      Ann. N.Y. Acad. Sci. 249, 125-144, 1975

(6) GOLDSTEIN, A.L. u.a.: Regulation of immune
      balance by thymosin: potential role in the
      development of suppressor t-cells. Nachdruck
      aus: Immune Reactivity of Lymphocytes, Plenum
      Publishing Corporation, New York 1976

(7) GOLDSTEIN, A.L. u.a.: Influenza: response of
      t-cell lymphopenia to thymosin. New Engl. J.
      Med. 294, No 22, 1208-1211, 1976

(8)   SANDBERG, E., Contribution to the Physiology
       of the Thymus, Clinical tests with thymus
       extract, THX; Translated and reprinted from
       Medl.-Bl. f. Sv. vet.-förb. nr 23/1963

(9)   SANDBERG, E., The Bovine Cervical Thymus and
       its Involution, Published in Upsala Läkarefö-
       renings Förhandlingar (Acta Societatis Medi-
       corum Upsaliensis), Vol. LIV: 3-4, 1949

(10)   SANDBERG, E.: "THX", Schweden 1968

IV. Meine Arbeit auf dem Gebiete der THX-Forschung

1. Acht Jahre Thymusforschung in Bad Harzburg

1975 erfolgte die Gründung des Institutes für Gesamte Thymusforschung unter meiner Leitung in Bad Harzburg.

Die Aufgabe des Institutes ist einmal die Verbindung und Kontaktpflege mit einzelnen Forschern, Forschungsgruppen, Instituten und ähnlichen Institutionen in der ganzen Welt, auf der anderen Seite die Vergabe von Forschungsaufträgen an Biologen oder Mediziner, die besonderes Interesse für die Immuntherapie bzw. die Behandlung mit Gesamt-Thymusextrakt (THX) zeigen.

Ich kann mich als Schüler des berühmten Schweden Elis Sandberg bezeichnen; mein Verhältnis zu ihm ist über die berufliche Zusammenarbeit hinaus ein freundschaftliches, da ich einige Zeit zur Vertiefung meiner Kenntnisse und wegen des Herstellungsverfahrens bei ihm in Schweden war. Ich habe die THX-Methode (Gesamt-Thymusextrakt) des schwedischen Forschers in der Bundesrepublik eingeführt. Von An-

69

beginn bis jetzt - also innerhalb von 8 Jahren - haben über 1.000 Mediziner in der Bundesrepublik Deutschland diese Behandlungsmethode übernommen. Schätzungsweise sind über 100.000 Patienten mit dem Gesamt-Thymusextrakt in Deutschland behandelt worden.

Thymusextrakt ist ein wäßriger Organextrakt, aus den Thymusdrüsen junger Kälber gewonnen, der zur Immuntherapie verwendet wird. Der schwedische Forscher Dr. Sandberg hat vor über 40 Jahren mit der Forschung über die Bedeutung der Thymusdrüse angefangen und in unzähligen Fällen eine heilsame Wirkung durch THX nachgewiesen, besonders bei Polyarthritis, Durchblutungsstörungen, Stoffwechselstörungen, Prostatabeschwerden und nicht zuletzt bei bösartigen Geschwülsten, Leukämie und anderen immundefizienten Krankheiten, z.B. Multiple Sklerose. Diese breite Indikationspalette bewirkt bei vielen Medizinern Widerstand. Wenn man aber eingehende Überlegungen über die Entstehung, Wirkung und Ursache von Krankheiten anstellt und berücksichtigt, daß eine größere Anzahl von Krankheiten ihren Ausgangspunkt im Abfall (Schwäche) der körperlichen Abwehrkräfte haben, beginnen viele Mediziner die Bedeutung der Immunität zu erkennen und umzudenken. Sogar der Alterungsprozeß hat zum größten Teil seine Ursache im Immunitätsabfall.

Thymus, auf deutsch Bries oder Milchdrüse, hat eine Zentralfunktion im Immunsystem. Ohne körperliche Abwehrkräfte würde unser Organismus sehr schnell zerstört werden, und zwar von außen her durch Bakterien, Viren, Gifte oder Allergene bzw. autoimmune Antikörper. Dadurch, daß unser Organismus von Geburt an ständig im Kampf mit fremden Substanzen steht, bildet sich eine Immunität. Zu diesem Immunsystem gehören auch Milz, Knochenmark und Lymphknoten. Darum spielt Thymus hierbei eine so wichtige Rolle. THX aus naturgewonnenen, nicht giftigen Stoffen, unter der Voraussetzung, daß diese keine Schadstoffe enthalten bzw. Substanzen mit unerwünschten Nebenwirkungen für den menschlichen Organismus aufweisen, stimuliert und steigert die Immunität; dadurch wird dem Körper eine Chance gegeben, sich auf natürliche Weise gegen Krankheiten und auch gegen Krebs zu wehren. Bei Streß, z.B. Managersymptomen, hat er sich ebenfalls bewährt.

Früher hat man die Thymusdrüse wenig beachtet und nicht erkannt, daß der Thymus bis zum ersten Lebensjahr eine Funktion im Wachstum und in der Immunität hat. Nach dem 14. Lebensjahr kommt es zu einer Verkümmerung dieser Drüse. Nach neuesten Forschungen hat Thymus während des ganzen Lebens eine Funktion, im Alter natürlich eine geringere. Besonders zwischen dem 20. und 40. Lebensjahr kommt es zu einem dramatischen Abfall von Thymushormonen, so daß es gerade in diesem Lebensabschnitt zu immunautoaggressiven oder immundefizienten Krankheiten (Multiple Sklerose, Polyarthritis, Arthrose) kommt.

Ich habe meine Erfahrungen über die Bedeutung des Thymus und die besonders gute Wirkung in der Immuntherapie durch die Behandlung mit Gesamt-Thymusextrakt in meiner Praxis und seit der Gründung des Institutes in Bad Harzburg an Tausenden von Patienten gesammelt und meine Erkenntnisse auf diesem speziellen Gebiete vertieft. Ich konnte damit experimentell nachweisen, was anfänglich nur theoretisch als Hypothese aufgestellt war. Meine wissenschaftlichen Arbeiten sowie befreundete Kollegen und Institute haben das auf diesem Gebiete untermauert.

Eine zweite sehr wichtige Feststellung meiner Forschung in diesen 8 Jahren ist die prophylaktische Wirkung von THX bei vielen Krankheiten, besonders die Vermeidung von bösartigen Geschwülsten. Statistisch haben Fachleute nachgewiesen, daß innerhalb dieser 8 Jahre bei über 6.000 Patienten keine bösartigen Geschwülste oder Leukämie (Krebs) neu entstanden sind. Demgegenüber treten Krebserkrankungen bei jedem 3. bis 4. Menschen in der zweiten

72

Hälfte ihres Lebens auf. Da diese Altersgruppe vorwiegend (als Patient) zu mir kommt, habe ich somit die potente und enorme Wirkung des Gesamt-Thymusextraktes bewiesen.

Ein drittes Ergebnis meiner Beobachtungen in den letzten Jahren hat erbracht, daß besonders bei herzkranken Patienten die Behandlung mit THX einen Verdünnungseffekt im Blut bewirkt und sich positiv auf die Koagulation des Blutes auswirkt. Es ist von Dr. Jevremovič, Belgrad, nachgewiesen, daß das Antithrombin III nach der Gabe von Gesamt-Thymusextrakt, z.B. THYMEX-L, steigt.

Die Behandlung mit THX - aus meinem eigenen Labor - erfolgt hauptsächlich ambulant. Die Patienten werden in Bad Harzburg in Hotels, Pensionen oder Privatzimmern untergebracht und kommen täglich in meine Praxis zur Behandlung. Thymusextrakt wird tiefsubkutan oder i.m. verabreicht. Eine durchschnittliche Behandlung dauert 2 - 3 Wochen, meistens mit 15 bis 20 Injektionen. In schweren Fällen kann 4 - 6 Wochen lang kontinuierlich gespritzt werden. Eine Wiederholung der Behandlung mit Thymusextrakt ist vom Grad der Erkrankung und Schädigung abhängig. Bei schweren Krankheiten, z.B. bei Polyarthritis oder bei Krebserscheinungen nach Operation oder

Bestrahlung, ist eine Wiederholung nach 3 bis 4 Monaten erforderlich. Bei manchen allergischen Erkrankungen, z.B. Heuschnupfen oder ähnlichem, ist ebenfalls eine längere Behandlung nötig.

Während der Behandlung kann eine Reaktion in Form von lokaler Rötung, von Fieber und Schüttelfrost eintreten, die aber nach kurzer Zeit abklingt.

Abschließend kann man sagen, daß Bad Harzburg in der Bundesrepublik Deutschland als Geburtsstätte der Gesamt-Thymusextrakt-Therapie zu betrachten ist. Hier befindet sich auch der Sitz der Internationalen Gesellschaft für Thymusforschung e.V.; sie hat über 150 aktive Mitglieder, die an ihren Kongressen teilnehmen und die ihre Aktivität durch Publikationen, Forschung und Erfahrungsaustausch unter Beweis stellen. Über 1.000 Mediziner und Experten interessieren sich für die Arbeit der Gesellschaft und werden ständig von ihr informiert. Im Laufe der letzten Jahre sind viele wissenschaftliche Arbeiten aus Kreisen der Gesellschaft veröffentlicht worden, andere werden folgen. Die Mitglieder der Gesellschaft stammen aus allen Ländern, auch aus Übersee (Kanada, Mexiko, Kolumbien), weiterhin aus Schweden, Jugoslawien und Polen; hauptsächlich aber aus der Bundesrepublik Deutschland und aus der Schweiz.

2. Entnahme der Thymusdrüsen zur Herstellung
   von THX

Thymusdrüsen, aus denen das biologische Präparat
THX hergestellt werden soll, müssen nach medizinischen Grundsätzen keimfrei oder doch zumindest
weitgehend keimarm sein. Diese Bedingungen sind er-
füllt, wenn folgende Anforderungen beachtet werden:
Die Entnahme der Thymusdrüsen darf nur durch einen
Fachmann, Arzt oder Tierarzt oder unter deren Aufsicht erfolgen. Außerdem werden noch Hilfspersonal
oder Assistenten benötigt.

Die mit der Entnahme von Thymusdrüsen befaßten Personen müssen leicht zu reinigende Schutzkleidung,
Kopfhauben und Schutzstiefel tragen.

Um eine Keimübertragung auf die Thymusdrüsen durch
die Entnahmepersonen auszuschließen, müssen vor der
Drüsenentnahme die Hände desinfiziert und danach
sterile Handschuhe verwendet werden.

Folgendes Instrumentarium wird zur Entnahme der
Thymusdrüsen benötigt: Lange, gebogene, sterile
Peanklemmen und lange, gebogene, breite, sterile
Scheren. Die Instrumente müssen lang sein, weil

nicht begünstigt werden soll, daß Keime von dem Operateur auf die Thymusdrüsen übergehen. Weiter werden sterile, einmal benutzbare Skalpelle verwendet. Das Hilfspersonal muß mit mehrfachen sterilen Wundhaken ausgerüstet sein.

Die Art der Entnahme der Thymusdrüsen richtet sich danach, wie die zur Verfügung stehenden Kälber geschlachtet werden. Auf den deutschen und schwedischen Schlachthöfen sind zwei Schlachtmethoden üblich. Auf kleineren Schlachthöfen erfolgt die Kälberenthäutung nach ihrer Tötung auf Schragen. Auf größeren Schlachthöfen werden die Kälber am Fließband im Hängen geschlachtet.

Bei der zuerst genannten Methode liegen die Kälber, teilweise enthäutet, horizontal auf Schragen. Der Hals des Tieres hängt schräg nach unten. Diese Methode, dem Halsteil die Thymusdrüse zu entnehmen, stellt kein großes Problem dar. Auf der Mitte der Wölbung des Halses zum Bug beginnend wird, nachdem ein Helfer die beiden Vorderextremitäten nach hinten gezogen hat, ein Muskelschnitt angelegt, der so tief und so lang sein muß, daß der Halsteil der Thymusdrüse in seiner ganzen Länge freiliegt. Nach Erfassen im kaudalen Teil mit einer Pinzette oder einer Péanklemme wird die Thymusdrüse mit einer Schere von den übrigen Körperteilen abgelöst und in ein bereitgestelltes steriles Gefäß, das nur kurzfristig geöffnet werden darf, abgelegt. Eine daran anschließende Kühlung ist unbedingt erforderlich, da sich andernfalls in der Drüse eine stickige Reifung vollzieht.

Beim Schlachten der Kälber im Hängen am Fließband muß die Entnahmemethode unter Anpassung an die veränderten Verhältnisse gegenüber der geschilderten etwas modifiziert werden.

Bei dieser Art der Entnahme müssen zwei Helfer oder Assistenten Hilfe leisten. Nach teilweiser Enthäutung des Tieres ziehen die beiden Hilfspersonen zwei Vorderextremitäten des am Laufband hängenden Tieres so weit wie möglich lateral auseinander. Dadurch ist die Halspartie freigelegt und übersichtlich. Nunmehr wird die Muskulatur, beginnend in der Mitte des Halses, am kaudalen Teil unterhalb des Brusteingangs mit einem sterilen Messer durchtrennt. Das geschieht so weitgehend, bis der Halsteil der Thymusdrüse in seiner ganzen Länge freiliegt. Danach fassen die zu beiden Seiten des Tieres stehenden Assistenten die durchtrennte Muskulatur mit den Wundhaken und halten die Muskulatur so weit wie möglich seitlich. Damit ist es möglich, die Thymusdrüse frei zu präparieren.

Mit einer langen Péanklemme und einer langen, gebogenen Schere wird zunächst im Bereich des kaudalen Teils die Thymusdrüse fixiert und anschließend, in der linken Hand die Péanklemme und in der rechten Hand die Schere haltend, vom Körper getrennt. Eine Hilfsperson legt sie nunmehr in einen kurzfristig geöffneten Metallbehälter. Bis zur Verabreichung müssen die Drüsen, um nachteilige Auswirkungen zu verhindern, mit Hilfe von Kühlelementen oder auf andere Art stets gekühlt werden.

Somit ist gewährleistet, daß im Rahmen der therapeutischen Anwendung des biologischen Präparates THX keine Komplikationen entstehen, die in der Art der Gewinnung des Extraktes verursacht wären. Auch ist damit sichergestellt, daß keine Faktoren auftreten, die die Wirksamkeit des Extraktes negativ beeinflussen.

3. Anforderungen an Spendertiere und Thymusextrakte

Erstes Postulat ist die völlige Gesundheit der Spendertiere (gemäß Fleischbeschaugesetz). Nach den "Richtlinien des Bundesgesundheitsamtes für die Gewinnung keimfreier zellular-therapeutischer Präparate und die Gesundheit der Spendertiere" wird eine Quarantäne der Spendertiere gefordert. Im Vordergrund steht die Sorge einer Übertragung von Zoonosen und Salmonellen.

Von größter Bedeutung für die iatrogene Zoonosenübertragungsmöglichkeit durch Frischzellen, Extrakte und Impfstoffe sowie Sera sind Viren mit onkogener Wirkung, d.h. mit der Fähigkeit zur Transformierung normaler Zellen in Tumorzellen. Das Bundesgesundheitsamt verfolgt die Entwicklung auf dem Zoonosensektor mit großer Aufmerksamkeit.

Biologische Präparate darf man grundsätzlich nur von biologisch vollwertigen Tieren gewinnen. Wenn aber auf Mastbestände ausgewichen werden muß, sind an diese besonders hohe Anforderungen hinsichtlich Herkunft, Haltung und Fütterung der Kälber zu stellen. Es dürfen nur in Quarantäne gehaltene Tiere verwendet werden.

Eine Qualitätsminderung des Thymus kann auch durch die Verabreichung von Östrogen erfolgen. Die amtliche Statistik zeigt, daß die Zahl der positiven Östrogenfunde bei Kälbern verschwindend gering geworden ist. Trotzdem bleibt es empfehlenswert, sich eigenverantwortlich an den wahrnehmbaren Östrogenfolgen, wie Anschwellen des Gesäuges und Vergrößerung der Zitzen, zu orientieren.

Eine direkte Übertragung von Östrogen durch die Applikation eines Extraktes ist unwahrscheinlich, da die Thymusdrüse kein Speicherorgan dafür bildet. Das dürfte auch für eine Reihe anderer Stoffe aus der Rückstandsgruppe zutreffen, wie Pestizide und Schwermetalle.

Problematisch sind noch die Antibiotika. Die Kälber erhalten diese täglich mit den Mischaustausch-Fertigfuttern, denen je nach Lebensabschnitt verschiedene Präparate zugemischt werden. Das ist durchaus legal und liegt im Rahmen des Arznei- und Futtermittelgesetzes. 8 bis 10 Tage vor der Schlachtung müssen Antibiotika enthaltende Futtermittel abgesetzt werden. Der Nachweis von Antibiotika läßt sich durch Hemmstofftest schnell, unkompliziert und treffsicher durchführen.

Die Zufütterung von Antibiotika ist bei einer heutigen Intensivhaltung von Schlachttieren notwendig; denn Krankheitserreger im Tier müssen unschädlich gemacht werden, da sie sonst zu einer der zahlreichen Aufzuchtkrankheiten führen.

Wegen der erforderlichen Keimfreiheit der Extrakte sei noch auf die Staphylokokken als Erreger der bedeutsamen echten Zoonose hingewiesen. Sie sollten durch sorgfältiges Vorgehen bei Entnahme und Verarbeitung der Thymusdrüse kompensiert werden.

4.   Heutiger Stand der Thymustherapie

Die Immunologie hat ihre zweite Renaissance vor etwa 20 Jahren erreicht, als die große Welle der Organ-Transplantation begann.

Eine bedeutende Stelle im Immunsystem gehört der Thymusdrüse, die ebenfalls seit 25 Jahren immer mehr und mehr in den Vordergrund des wissenschaftlichen Interesses tritt. Als Alternative oder Gegengewicht zur Immunsuppression, die bis vor kurzem als einziges Immunregulationssystem galt, fand man Thymusextrakte, Thymusfaktoren und Thymushormone als einen biologischen Immunregulator und -stimulator und sogar Immunmodulator.

Als vor etwa 50 Jahren Dr. Sandberg, Schweden, seinen wasserlöslichen Thymusextrakt/THX schuf, begann er empirisch, auf das Immunsystem immunregulativ einzuwirken.

Mein Interesse an dem Gesamt-Thymusextrakt fing vor etwa 10 Jahren an; dank der intensiven Forschung in der Bundesrepublik Deutschland, Jugoslawien, Polen und anderen Ländern konnten wir einen stabilisierten, effizienten Gesamt-Thymusextrakt/THYMEX-L entwickeln, der wegen seiner hervorragenden Eigenschaften als Breitspektrum seine Stellung in der Medizin behauptet.

Durch die bisherigen Forschungsergebnisse ist erwiesen, daß die Thymusdrüse zweifellos eine Drüse mit innerer Sekretion ist, ein Zentralorgan der Immunität darstellt und die Möglichkeiten, die schon praktiziert sind, noch erweitert werden.

Der Gesamt-Thymusextrakt enthält viele Substanzen, die auf mehreren Ebenen wirken. Es ist nachgewiesen - zum Beispiel durch die Forschungsarbeiten von Prof. Zoch, Universität des Saarlandes in Homburg -, daß im Gesamt-Thymusextrakt Enzymaktivitäten im reichlichen Umfang vorhanden sind. Ferner befinden sich im Gesamt-Thymusextrakt immunkompetente Substanzen, die Prof. Janković, Universität Belgrad, in seinen jüngsten Arbeiten sehr ausführlich beschrieben hat. Als drittes Glied in diesem Wirkungszusammenhang sind nicht zuletzt die Thymusfaktoren niedermolekularer Peptide zu erwähnen, die sehr intensiv von polnischen Forschergruppen, unter Prof. Kiczka, Posen, untersucht und beschrieben worden sind. So gesehen, ist der Gesamt-Thymusextrakt ein großes Orchester, in dem jedes Instrument seine Bedeutung hat, dessen Zusammenspiel und Klang ein harmonisches Endkonzert ergeben.

Die Zukunft der Thymustherapie hat in der Bundesrepublik Deutschland begonnen. Wir brauchen für unsere Patienten heute ein wirksames und heilendes Mittel und nicht morgen oder übermorgen, wenn es bereits zu spät ist. Jede Epoche hat seine Leidens- und seine Sternstunde. Ich freue mich, in der Zeit der Raumfahrt und Elektronik zu leben; aber ich bin um so froher, daß man heutzutage immer mehr biologisch wirksame und nicht toxische Mittel für kranke und alte Menschen zur Verfügung hat. Ein solches Mittel ist mit Sicherheit auch der Gesamt-Thymusextrakt. Die Wirksamkeit und das breite therapeutische Spektrum des Gesamt-Thymusextraktes ist sicher eine der Ursachen unseres großen Engagements und unserer Empfehlung für dieses Mittel.

Vorteile des Gesamt-Thymusextraktes THX

THX ist in seiner langjährigen Geschichte über-
durchschnittlich häufig am Menschen erprobt und hat
seine Prüfung bestanden. Gesamt-Thymusextrakt -
richtig zubereitet nach allen modernen pharmazeuti-
schen Vorschriften, die den modernsten Stand der
Technik erfordern -, ist gut verträglich. Gesamt-
Thymusextrakt ist wirksam bei vielen Erkrankungen,
die ihre Ursache in der Immundisregulation haben.
Er ist ohne Nebenwirkungen. Er wirkt immunstimula-
tiv. Diese Nachweise haben in der letzten Zeit Forschergruppen in Homburg/Saar, Warschau, Posen und
Belgrad mit den modernsten laboratorischen Techniken, wie monoklonale Antikörper und Rosetten-Test-
Bildung, erbracht.

Eine überragende stimulative Aktivität von THYMEX-L
auf Makrophagen und Granulozyten ist ebenfalls
nachgewiesen, und zwar von den Forschergruppen aus
Homburg/Saar, Posen und Warschau mit verschiedenen
Techniken über den Makrophagen-Phagozytose-Kapazi-
täts-Test. Nach dem neuesten technologischen Stand
ist es gelungen, THYMEX-L auf verschiedene Parameter zu standardisieren. Damit ist es ermöglicht,
die beste Dosierung für den Patienten zu finden.

Infolge der Herstellung einer stabilen Form des Gesamt-Thymusextraktes THYMEX-L ist jedem interessierten Kollegen die Möglichkeit gegeben, Patienten
in seiner Praxis zu behandeln. Ich habe von Anfang
an versucht, die Therapie mit Thymusextrakt zu ent-
mythologisieren und ihr die richtigen Dimensionen
zu geben, sie jedem zugänglich zu machen, besonders
den Patienten, die diese Therapie ein ganzes Jahr
hindurch brauchen. Manche Patienten, besonders an
Malignom Erkrankte, brauchen Thymusextrakt ein
ganzes Jahr, manche intermittieren alle 6 Wochen
oder alle 3 Monate, andere benötigen für 10 - 12
Monate kontinuierlich ein- oder zweimal wöchentlich
eine Dosis. Es gibt zwar Richtlinien über die Dosierung; aber am besten ist die individuelle Ein-
stellung auf den Patienten.

Während der Therapie orientiert man sich an üblichen Blutparametern, wobei zu erwähnen ist, daß es
in der ersten Woche bei 75 % der Behandelten zu
einem Anstieg der Blutsenkung kommt. Ferner kommt
es im Regelfall ebenfalls zu einem Anstieg der
Thrombozyten und der eosinophilen Granulozyten.
Erst nach Beendigung der Behandlung in der 3. oder
4. Woche normalisieren sich diese Werte. Die Blut-
chemie, wie Cholesterin, Lipid- und Leberenzym-Be-
stimmungen, zeigt keine Veränderungen. Immunolo-

gische Paramater - wie einige Lymphozyten-Populationen - steigen und bringen den Suppressor- und Helper-Index in Balance.

Eine häufige Frage, die an uns gestellt wird, ist die: Warum Gesamt-Thymusextrakt und nicht einige Fraktionen oder gerade synthetische Faktoren? Nach groben Rechnungen sind in der Bundesrepublik Deutschland ca. 100.000 Patienten in den letzten Jahren mit Gesamt-Thymusextrakt THX behandelt worden. Addiert mit den Erfahrungen, die Dr. Sandberg in über 40jähriger Arbeit an seinen Patienten in Schweden gesammelt hat, ergibt sich eine ungeheuer große klinische Erfahrung. Eine überdurchschnittliche Erfolgsquote von THX gibt das Recht, daß man diese Thymusextrakt-Präparation weiter verfolgt. Der Gesamt-Thymusextrakt ist ein biologisch sehr aktives Mittel, und in vielen Fällen ist es aktiver als sogenannte reine Präparationen oder Fraktionen. Die Antwort gibt uns die Natur und die Erfahrung seit Jahrhunderten mit pflanzlichen Extrakten. Versuche, eine oder einige Alkaloidkomponente aus einem pflanzlichen Extrakt zu entfernen, führte zu dem Verlust der gesamten biologischen Wirksamkeit. Was bedeutet das? Auf der einen Seite haben wir eine reine und definierte Substanz und auf der anderen Seite eine unwirksame biologische

Substanz. Die Reinigungsversuche mit Interferon in jüngster Zeit haben auch ähnliche Resultate über die biologische Unwirksamkeit gebracht. Das könnte unsere Antwort sein, warum wir Gesamt-Thymusextrakt und nicht einzelne Peptide oder Fraktionen empfehlen. Einige Thymusfraktionen wirken auf Suppressor-Lymphozyten (ausgedrückt mit monoklonaler Bezeichnung OKT 8), andere wirken auf Helper-T-Lymphozyten (OKT 4).

Sicher ist es für die eine oder andere immunologische Erkrankung von Bedeutung, daß THX gerade auf die Stimulation von Helper- oder Suppressor- oder NK-Zellen bzw. andere Lymphozyten-Populationen wirkt. THX wirkt gerade physiologisch auf alle T-Lymphozyten-Populationen und bringt die OKT 4- und OKT 8-Quotienten in Balance. Dies ist von eminenter Bedeutung für den biologischen Wirkungsmechanismus, die Immunregulation, Immunstimulation und Immunmodulation.

Heutzutage stehen uns drei Formen von Gesamt-Thymusextrakt zur Verfügung:

- flüssiger Gesamt-Thymusextrakt THX,
- tiefgefrorener Gesamt-Thymusextrakt und
- stabilisierter lyophilisierter Gesamt-Thymusextrakt.

Korrektheitshalber habe ich "frisch" durch "flüssig" ersetzt, weil, was frisch ist, fast eine theologische Frage ist.

Ich arbeite mit allen drei Formen, sehe keinerlei Unterschiede und finde, daß alle drei Formen ihre Existenz-Berechtigung haben. Es kommt von Fall zu Fall vor, daß einige Therapeuten mehr oder weniger mit der einen oder anderen Form Erfahrungen haben. Vor etwa 60 Jahren haben die Forscher Banting und Best - die Entdecker des Insulin - ohne finanzielle Kompensation ihre Patentansprüche an die Firma Lilly abgegeben. So verhielt sich auch Dr. Sandberg mir und einigen Kollegen gegenüber. Ich finde es wichtig, das an dieser Stelle zu erwähnen, weil es einige Personen und pharmazeutische Firmen gibt, die sich sehr unfein über den Gesamt-Thymusextrakt THX äußern, aber vom Image und Vertrauen der Patienten auf diese Therapie profitieren. Es gibt seit über 25 Jahren Präparate in der Bundesrepublik Deutschland, die Thymussubstanzen in dieser oder jener Form enthalten. Aber den echten Durchbruch der Thymustherapie gab es erst nach Einführung der Sandberg'schen Präparation in der Bundesrepublik Deutschland vor fast 10 Jahren.

Es gibt nach meinen Erfahrungen und Erkenntnissen zur Zeit - und ich wiederhole "zur Zeit" - keine bessere Präparation und keinen besseren Extrakt als den Gesamt-Thymusextrakt. Ich möchte das erwähnen, weil ich nicht engstirnig sein möchte und nicht bestreiten will, daß evtl. in kürzerer oder längerer Zeit ein besserer Extrakt oder ein besseres Präparat zur Verfügung stehen könnte.

5. Was ist THYMEX-L?

WIRKSAME BESTANDTEILE:
150 mg lyophilisierter Gesamt-Thymusextrakt-THX nach Dr. Pesič, aus frischem juvenilem Kalbsthymus, standardisiert auf Proteingehalt. Proteingehalt 0,6 mg/ml Suspension; pH-Wert (37°) 7,1. THYMEX-L enthält neben immunwirksamen Peptiden und Proteinen auch Adenosindesaminase-, Purinnukleosidphosphorylase- und Peptidase-Aktivitäten.

ANWENDUNGSGEBIETE:
Alle Krankheiten, die sich auf ein Immundefizit zurückführen lassen, insbesondere bei mangelnder zellularer Immunität, bei Allergien, Asthma, chron. Bronchitis, rheumatischen Erkrankungen, PCP, Polyarthritis, Arthrose, Lupus erythematodes, Leber-

zellschaden, Nierenparenchymschaden. Behandlung von Enzymopathien, welche Adenosindesaminase, Purinnukleosidphosphorylasen und gewisse Peptidasen betreffen, sind ebenfalls angezeigt.

Bei vorhandenen Malignomen (Mamma-, Lungen-, Unterleibs-, Prostata-Ca., M. Hodgkin u.a.) hat sich die THYMEX-L-Therapie als Nachbehandlung besonders bewährt.

Auf die Prophylaxe gegen anomale Zellgewebsentwicklungen sei mit Nachdruck hingewiesen.

GEGENANZEIGE:

Innere Blutungen. Dauer-Therapie mit Cortison, dessen Derivaten und anderen NNR-Hormonen. Die THYMEX-L-Therapie kann erst begonnen werden, nachdem Cortison 6 Monate abgesetzt wurde. In den ersten 3 Schwangerschaftsmonaten ist von einer THYMEX-L-Behandlung abzusehen.

NEBENWIRKUNGEN:

Während der Behandlung mit THYMEX-L können nach den ersten Injektionen Juckreiz, Rötungen oder Schwellungen an der Einstichstelle auftreten, die mit antihistamin- bzw. heparinhaltigen Salben schnell zum Verschwinden gebracht werden können. In einigen Fällen kann es zu Fieber oder Schüttelfrost kommen; dagegen sind Antihistaminika per os, evtl. Unterbrechung der Behandlung für 1 bis 2 Tage zu empfehlen. Stärkere allergische Reaktionen oder Eiweißschock sind nicht bekannt.

WECHSELWIRKUNGEN:
Die Einnahme von salicylsäurehaltigen Präparaten soll während der Behandlung eingeschränkt werden.

DOSIERUNGSANLEITUNG:
Soweit nicht anders verordnet, je nach Zustand des Patienten und abhängig von der Erkrankung: 10 - 20 Injektionen à 150 mg in 10 ml (jeweils 5 Tage spritzen, 2 Tage Pause); bei empfindlichen und schwachen Patienten jeden 2. Tag eine Dosis.
Eine Wiederholung der Behandlung wird individuell abgestimmt und liegt zwischen drei Monaten und einem Jahr. Falls nötig, kann auch eine Ganzjahr- oder Langzeit-Therapie durchgeführt werden.

ART DER ANWENDUNG:
THYMEX-L wird in der Injektionsflasche mit 10 ml aqua pro injectione vermischt, gut durchgeschüttelt und sofort nach dem Auflösen nur i.m. oder tief-s.c. in die Glutäalgegend (empfehlenswert: Nadel Nr. 2) gespritzt. Eine geringe Menge nicht aufgelösten Extraktes ist ohne Bedeutung.

HINWEISE:

Nicht über 25°C lagern. Nach Ablauf des angegebenen Verfalldatums soll THYMEX-L nicht mehr angewendet werden. Angebrochene Injektionsflaschen und nicht verwendeter aufgelöster Extrakt sind zu verwerfen.

PACKUNGSGRÖSSEN:

1 Originalpackung enthält jeweils 10 Injektionsflaschen à 150 mg THYMEX-L

V.   Klinische Erfahrungen mit THX
      - Krankheiten und deren Behandlung -

1.   PRIMÄR CHRONISCHE POLYARTHRITIS und
      GONARTHROSE

Rheumaerkrankungen und Gonarthrose gewinnen in der
gegenwärtigen Pathologie große Aktualität, weil
diese Erkrankungen ständig wachsen und als chronische Krankheiten zur Invalidität führen können.
Darum haben diese rheumatischen Erkrankungen, auch
die Gonarthrose, vom medizinischen, sozialmedizini-
schen und sozialökonomischen Standpunkt aus in der
internationalen Pathologie eine besondere Bedeutung.

Erst in den letzten Jahrzehnten erlebte die Rheumatologie einen enormen Aufschwung. In vielen Ländern
ist sie wegen der Spezifik und des Umfangs der zu
behandelnden Problematik als gesondertes medizini-
sches Spezialgebiet anerkannt. Das Jahr 1977 hat
gezeigt, welche Bedeutung heute den Rheumakrankheiten beigemessen wird. Durch die Unterstützung der
Weltgesundheitsorganisation wurde es zum Jahr der

Rheumaerkrankungen erklärt. Damit wollte man zwei
Jubiläumsjahre verbinden, nämlich 50 Jahre des Be-
stehens der Internationalen Liga und 30 Jahre der
Europäischen Liga für die Bekämpfung des Rheuma-
tismus. Gleichzeitig wollte man der Entwicklung der
Rheumatologie neue Impulse geben.

Besondere Aufmerksamkeit soll der soziologisch-me-
dizinischen Seite der Rheumakrankheiten und der
Gonarthrose zugemessen werden; beide Arten sind
sehr verbreitet; an ihnen leidet eine große Anzahl
von Menschen in den besten Jahren.(1,2,3) Da diese
Erkrankungen den Menschen in seiner Beweglichkeit
behindern und seine Organe schädigen, beeinträchti-
gen sie seine Arbeitsfähigkeit und führen automa-
tisch zu einer frühen Invalidität. Es ist deswegen
sehr wichtig, die rheumatischen Erkrankungen rechtzeitig zu identifizieren und mit der Behandlung so
früh wie möglich zu beginnen.

Die progressiv-chronische Polyarthritis ist eine
konstitutionell erblich bedingte Erkrankung.(4,5,6)
Sie beginnt meist zwischen dem 20. und 40. Lebensjahr - verhüllt oder in Wellen -, womit eine an-
scheinende Inaktivität verbunden ist. Manchmal
kommt sie als Folge einer banalen Infektion vor.

PCP erscheint nie als Rheumatische Endokarditis und entspricht nicht einem Rheumatismus der Gelenke (Rheumafieber), weil dies ätiologisch und pathologisch zwei verschiedene Krankheiten sind. Bei Frauen kommt die PCP und die Gonarthrose dreimal so häufig vor wie bei Männern.(7,8,9) Im Kindesalter kann eine chronische Polyarthritis schon vor dem 5. Lebensjahr, ja sogar im 1. Lebensjahr, auftreten, und zwar in der Form des Morbus Still oder als juvenile chronische Polyarthritis. Bei der Hälfte der in der Praxis vorkommenden Fälle führt die PCP früher oder später zu einer Stagnation oder zu einer längeren Remission der Krankheit, jedoch unter der Voraussetzung, daß eine langfristige Therapie angewendet wird.(10,11,12) Bei 10 % aller Fälle kommt es zu einer schweren Invalidität. Trotz intensiver Forschungen konnte bisher weder die Ätiologie noch die Pathogenese dieser Erkrankung völlig geklärt werden.

1.1 Klinisches Material

Um die klinische Symptomatologie der PCP und der Gonarthrose besser zu erklären, halte ich es für nötig, diese so häufig auftretenden Erkrankungen an

95

meinen klinischen Untersuchungen im Laufe von 7 Jahren (1975 bis 1982) darzustellen. In dieser Zeitspanne wurden wegen PCP 1.343 und wegen Gonarthrose 1.014, insgesamt 2.357 Patienten (1.507 Frauen und 850 Männer) behandelt. Das Alter der erfaßten Patienten lag über 40 Jahre, das Durchschnittsalter betrug 65 Jahre.

In all diesen Fällen ist die klinische Symptomatologie der PCP und der Gonarthrose medizinisch spät festgestellt worden, meist nach einer Anwendung von adäquater Therapie, die zu wesentlichen Verbesserungen geführt hat. Die Erkrankungen selbst wiesen einen chronischen, progredienten Verlauf mit klinisch manifesten Invaliditäten auf. In den meisten Fällen dauerte die Krankheit schon 10 bis 20 Jahre an. Sie befand sich also in einem fortgeschrittenen Stadium, obwohl man weiß, daß es für den Verlauf und für die Behandlung dieser Krankheit sicher besser ist, wenn sie so früh wie möglich festgestellt und mit der immunstimulierenden und immunmodulierenden Gesamt-Thymus-Therapie behandelt wird. Meine Patienten kamen zu mir nach langjähriger Behandlung mit Antirheumatikum. Nach den diagnostischen Kriterien der amerikanischen Rheumagesellschaft (ARA 1958) waren dies meistens Fälle des klassischen

Typs der PCP, bei denen folgende Symptome dominierten:

Steifheit der Glieder am Morgen, Schmerzen bei der Bewegung und Berührung, symmetrische Schwellung der Gelenke, subkutane Schwellungen in der Nähe der Gelenke, auf dem Röntgenbild sichtbare degenerative Veränderungen der Gelenke - der Osteoporose ähnlich -, positive Reaktionen der Agglutination als Beweis des Rheumafaktors und der charakteristischen histologischen Veränderungen in der synovialen Membrane.

Drei spezifische Befunde ergaben sich:

1. Eine eindeutige Hypertrophie und Proliferation der synovialen Zellen;

2. Infiltration mit chronisch entzündeten Zellen (Lymphozyten oder Plasmazellen);

3. Ansammeln des Fibrins auf der Oberfläche oder in den Zwischenräumen.(13,14,15,17,18)

Einer der charakteristischen Befunde des klassischen Typs der PCP ist die histologische Veränderung in subkutanen Knoten mit zentraler Zellen-

Nekrose, die von peripherer Fibrose und chronisch
entzündeten, perivaskulären infiltrierten Zellen
umgeben ist. (13,14) Den eindeutigen Typ der PCP
fand ich in sechs Fällen, bei denen fünf spezifische diagnostische Kriterien charakteristisch waren, die sich vorwiegend auf die klinische Symptomatologie bezogen. Diese Fälle waren diagnostisch
klar, so daß ich keine nur wahrscheinlichen oder
möglichen Typen der PCP vorfand. Was die Befunde an
den Gelenken betrifft, kann ich aus meinem klinischen Material folgendes hervorheben: Symmetrischer
Befall der Gelenke (Grund- und Mittelgelenke) mit
einer ulnaren Deviation der Finger, mit Sublatio-
nen, Ankylosen und der Atrophie der interossaeren
Muskulatur. Pathologisch und anatomisch läßt sich
klären, daß es zuerst zur Bildung von Oedemen auf
der Hülse des Gelenks mit Exsudation des Fibrins
und zellularer Infiltration kommt. Infolgedessen
tritt eine Verdickung der Hülse ein. Auf diese Weise entstehen Beschädigungen der Gelenkknorpel und
entzündbare Veränderungen in den subchondralen
Räumen des Marks, die zur Zerstörung und Sklerose
der gesamten Fläche der Gelenke führen. In späteren
Stadien entsteht die fibröse Ankylose.

Bei den von mir behandelten Fällen der Rheumaerkrankungen waren oft die Sehnen und ihre Hüllen auf
der Doral-Seite des Handgelenks befallen, seltener
auf der Oberhand und auf äußeren Gelenken in Form
knotenhafter Verdickungen. Das sind die sogenannten rheumatischen Tendovaginitisen. Begleitende
klinische Symptome dieser Fälle der PCP waren:
Überwiegend typische Atrophie an den kleinen Hand-
muskeln, besonders an der interossaeren Muskulatur,
sowie Tenalgia und Hypotenalgia, die meist durch
Inaktivität und chronische rheumatische Entzündungen und auch trophische Veränderungen der Muskeln
verursacht wurden.

Die subkutanen erbs- bis nußgroßen Knoten traten
vereinzelt oder mehrfach auf; in 10 % der Fälle
waren sie zu finden. In 20 Fällen wurden parallel
organische Veränderungen an den Herzklappen gesehen, aber ohne klinisch manifeste kardiologische
Symptomatologie. Als begleitende Symptome traten
auch chronische Hepatitis und Insuffizienz der Nieren auf. Im Urin fand ich oft Albuminurie, wenig
Hämaturie und einzelne hyaline Zylinder. Es gab zudem begleitende Erscheinungen an der Lunge (Bronchitis und Emphyseme) mit Beschwerden des Magen-
Darm-Traktes als chronische Obstipation und Neigung

zu Meteorismus. In zwei Fällen stellte ich eine vergrößerte Milz fest, in häufigen Fällen eine hypochrome Anämie mit der Leukopenie. In der serologischen Konstellation fielen die Tests der Agglutination (Rheumafaktor und die Agglutination der Streptokokken) in 80 % der Fälle positiv aus, das ist diagnostisch bedeutsam, weil oft Mischfälle Schwierigkeiten bei den Diagnosen bereiten, besonders dann, wenn zwei klinische Bilder der Krankheit vorliegen. Hauptsächlich waren die Haupt- und Mittelfingergelenke betroffen (Heberdenische Arthrose), in 15 % der Fälle auch große Gelenke (Schultern und Ellenbogen).

1.2 Immunologischer Aspekt

PCP und Gonarthrose werden als autoimmune Krankheiten aufgefaßt, bei denen die eigenen Antikörper oder der sensibilisierte Lymphozyt gegen das eigene Gewebe reagieren.(18,19,20) Das besagt aber nicht, daß der eigene Antikörper oder Lymphozyt die Krankheit bedingt. Die Autoimmunität betrachtet man als eine Funktion der immunologischen Hyperaktivität, was bedeutet, daß sequestierte Antigene und verbotene Klone der Lymphozyten bestehen.(18,19)

Nach den neuesten Untersuchungen handelt es sich bei der rheumatoiden Arthritis und der Gonarthrose um histochemische Veränderungen der Bandscheiben, die sich aus einer Reihe von immunologischen Geschehen folgern lassen.(10,12,13) Während dieses Prozesses entstehen regelmäßig Proliferationen der Zellen, nämlich Histozyten und Fibrozyten. Das führt zu irreparablen und dauerhaften Beschädigungen, die häufig funktionale Beschwerden zur Folge haben.(13,14,15)

Wie wissenschaftlich bewiesen wurde, ist die Prävalenz der autoimmunen Erkrankungen am größten; deshalb auch die Hypothese, daß die autoimmunen Erkrankungen eine Manifestation entweder der generalisierten oder selektierten immunologischen Defizienz seien.(18) Zwei Konzepte sprechen zu Gunsten dieser Hypothese: Die Mutation der Lymphozyten und die immunologische Hypoaktivität, die die selektive Defizienz hervorruft und genetisch unfähig ist, bestimmten Antigenen zu antworten.

In letzter Zeit sieht die klinische Beobachtung Gründe für eine autoimmune Erkrankung eher in einer immunologischen Defizienz als in der immunologischen Hyperaktivität.(19,20) Genetische Faktoren, die auf die autoimmunen Reaktionen Einfluß haben, sind nicht bekannt, aber sie ermöglichen Alternationen der Antigene im Körper, wie auch die Degradation des normalen Gewebes der Antigene.(20) Genetische Faktoren können die Population prädisponieren für Krankheiten, die eine rein genetisch bedingte Ätiologie aufweisen. Die zirkulierenden Antikörper sind Anzeichen für eine spezielle Gewebevernichtung, aber auch beim Schutz der Organe vor zu großer Zerstörung behilflich.(19,20) Dadurch ist erklärt, warum den autoimmunen Erkrankungen immunsuppressive Agenzien helfen. Demgemäß wird bei PCP und Gonarthrose, die mehr durch immunologische Defizienz als durch das hyperaktive immunologische System bedingt sind, als autoimmunen Krankheiten eine Substitutionstherapie angewandt. Der Abfall der immunologischen Funktion des Organismus öffnet verschiedenen exogenen Mikro-Organismen und Antigenen Türen im Körper.(20,21,22,23)

Latente oder Slow-Viren können sich im Körper verbreiten und pathogenetisches Potential verursachen. Deshalb ist eine Immundefizienz der Autoimmunität und der monoklonalen Expansion lymphoider und anderer Populationen der Zellen möglich. Autoantikörper kann man im Serum der Patienten mit immunologischer

Defizienz vorfinden. Die durch Zellen vermittelte
und die humorale immunologische Funktion verringert
sich allmählich, was zum veränderten Gleichgewicht
zwischen den T- und B-Zellen beiträgt, verbunden
mit dem humoralen Schutz des Organismus, wodurch
die Hypersensitivität und das autoimmune Phänomen
sinkt.(20,21) Da die Immunsuppression einen Abfall
der immunologischen Antworten verursacht, der durch
viele Faktoren (Drogen, Radiation, Chemotherapie,
Kortikosteroiden, Inhibition der Lymphozyten, das
Altern) bedingt ist, die die immunologische Reaktion vernichten, hat die Immunsuppression bei den
autoimmunen Krankheiten eine breite Anwendung gefunden.(20,24,25,26)

Die Immunpathologen sind der Meinung, daß zuerst
eine entzündbare Veränderung des Gewebes vorangeht,
die das Antigen für Autoantikörper bildet, so auch
bei der PCP und der Gonarthrose, die degenerative
Veränderungen der Knorpel und Autoantikörper, also
autoimmune Erkrankungen, verursachen.(20,21,27)
Laboratorische Tests der Autoantikörper können von
großer Bedeutung für das klinische Bild und die
Prognose sein. Diese Befunde bei Menschen ohne klinische Symptome der Krankheit weisen oft auf einen
Beginn der Krankheit, z.B. der PCP, hin. Für die

Kliniker ist die Frage wichtig, in welchem Maße diese neue Konzeption über den autoimmunen Mechanismus einen Einfluß auf die Diagnose und die Therapie haben kann. Jeder Kliniker müßte demnach autoimmune Antikörper ausfindig machen; sind sie vorhanden, hat der Arzt eine konkrete Vorstellung der Pathogenese auszuarbeiten und danach die Behandlung zu bestimmen.

Die klinisch manifeste Diagnose bestätigt die wiederholten positiven Resultate der immunologischen Reaktionen: LE-Zellen, DNA-Test, Rheuma-Latex-Test und das quantitative Bestimmen des Immunglobulins. Bei den autoimmunen Erkrankungen, wie es die PCP und die Gonarthrose sind, reagieren die zirkulierenden Antikörper und Lymphozyten gegen das eigene Gewebe.(20,21) Zwei Mechanismen führen zum Aktivieren des lymphatischen Systems gegen das eigene Gewebe:

1. Das Gewebe ist pathologisch verändert in der antigenen Struktur, oder es war von der Geburt her sequestiert, so daß es für den immunen Apparat neu und demzufolge antigenetisch ist.

2. Manche Klone von Lymphozyten haben sich verändert und greifen das eigene Gewebe an.

Es bestehen darum bei den klinisch manifesten autoimmunen Erkrankungen:

a) Humorale Antikörper   und
b) immune Lymphozyten.(20,21)

Die heutigen Auffassungen sehen bei den autoimmunen
Erkrankungen einen genetischen Hintergrund.(20)
Autoimmune Antikörper können laboratorisch durch
verschiedene immunologische Verfahren bewiesen werden, z.B. durch die Reaktion einer Verbindung der
Komplemente (RVK), die Präzipitation und die Immun-
fluoreszenz und auch durch die selektive Immunopho-
rese.

Zu diesen Antikörpern werden gerechnet:

1. Antinukleare, die besonders bei der PCP vorhanden sind und in der Pathogenese eine gewisse Bedeutung haben, weil sie das Endothel der Kapillaren beschädigen;

2. Antikörper gegen das Gammaglobulin, die besonders bei rheumatischer Arthritis vorhanden und
   als rheumatoider Faktor (RF) bekannt sind; die
   Antikörper gegen das Gammaglobulin selbst haben

keine schädlichen Folgen, aber die komplexen Antigen-Antikörper mit einem Komplement verursachen entzündete Veränderungen der Gelenke bei rheumatoider Arthritis und beschädigen das Endothel der Kapillaren;

3. Antikörper gegen das Gewebe;

4. Autosensibilisierte Lymphozyten.

Rheumatoide Arthritis wird oft von extraartikulären Läsionen begleitet, die wir in der Lunge und im Herzen als Perikarditis oder Myokarditis oder Vaskulitis vorfinden. Einige Forschungen weisen auf eine wahrscheinliche Verbindung der diffusen interstitiellen Fibrose, radiographisch sichtbar, mit dem hohen Titer des RF im Serum der Erkrankten hin.(13)

1.3   Prognose und Prophylaxe

Die Prognose der PCP ist hinsichtlich der Lebensdauer der Erkrankten im allgemeinen günstig, wenn keine Komplikationen als Folge der Rheumaerkrankung (Amyloidose der Niere) entstehen, die zum tödlichen

Ausgang führen können. Die Prognose ist quod sanationem ungünstig, weil der Verlauf und der Ausgang der PCP in 50 % der Fälle von Art und Dauer der durchgeführten Therapie abhängig ist. Durchschnittlich kommt es in 25 % der Fälle zu einer Remission und in 10 % zur vollkommenen Invalidität, in 15 % außerdem zu einer teilweisen Invalidität. Eine Prophylaxe besteht nicht, weil man PCP für eine vererblich konstitutionelle Erkrankung hält.(13) Die meisten Autoren sind der Meinung, daß Feuchtigkeit und Kälte die PCP begünstigen (28), wenn man die Erbanlagen dazunimmt; klinisch kommt sie häufig vor, sie hat einen progredienten Verlauf und endet mit der Invalidität. Atypische Fälle des klinischen Bildes hatte ich keine.

1.4   Immunstimulative Therapie mit THX

In allen Fällen der PCP und der Gonarthrose habe ich wegen des spezifischen Verlaufs und der Progredienz der Erkrankung die kontinuierliche intermittierende Therapie im Laufe von 2 Jahren und in Abständen von 6 Monaten durchgeführt.(29) So haben die Patienten im Laufe von 2 Jahren 4 Kuren zu je 20 Spritzen mit wasserlöslichem Thymusextrakt er-

107

halten. Diese Art der immunstimulativen Therapie mit dem THX habe ich deswegen angewandt, weil meine Patienten erst nach häufigen Rezidiven, dem chronisch progredienten Verlauf der Krankheit und der Invalidität zu mir kamen. Neben dieser immunologischen Therapie der Fälle von PCP und Gonarthrose habe ich auch eine intensive physikalische Therapie angewendet mit dem Ziel, die vollkommene Invalidität der Extremitäten zu verhüten. Die Patienten vertrugen die immunologische Therapie mit THX sehr gut, ohne jede Anzeichen von Allergie und mit lokalen Reaktionen nur in 5 bis 10 % der Fälle. Evidente Verbesserungen waren schon nach der ersten Kur mit THX zu verzeichnen; sie machten sich durch Verbesserung der Beweglichkeit der Gelenke, das Verschwinden der Schmerzen und trophischer Mißverhältnisse in den Gelenken und durch die Verbesserung der allgemeinen Blutzirkulation bemerkbar. Die kontinuierliche intermittierende Therapie mit THX im Verlauf von 2 Jahren führte zu einer Besserung der angeführten Symptome in 75 bis 80 % der Fälle. (29)

Der spezifische Ablauf der Erkrankung bei PCP und Gonarthrose, die beide im aktivsten Alter zur Invalidität führen, der chronisch fortgeschrittene

Verlauf sowie die häufigen Rückfälle geben mir zwingende Veranlassung für die Anwendung der immunstimulativen Therapie mit dem Gesamt-Thymusextrakt (THX).

1.5   Schlußbemerkungen

Aufgrund der Resultate, die mein Erfahrungsmaterial an 2.357 Erkrankten (PCP - 1.343, Gonarthrose - 1.014) ergeben hat, habe ich erkannt, daß rheumatische Erkrankungen und die Gonarthrose wegen ihres chronischen Ablaufs und der eintretenden Invalidität pathologisch eine große Bedeutung gewinnen. Die aufgezeigten Fälle mit den klinisch manifesten Symptomen der PCP und der Gonarthrose wurden ziemlich spät medizinisch verifiziert, so daß die Erkrankung im progredienten Stadium zu einer klinisch manifesten Invalidität führte.

Es waren größtenteils Fälle des klassischen Typs der PCP. Begleitende organische Veränderungen fand ich an den Muskeln, der Leber, den Nieren und der Lunge. In allen Fällen der PCP und der Gonarthrose wurden im Laufe der kontiunierlich intermittierenden Thymustherapie die immunologischen Parameter beobachtet, die eine Verbesserung der immunologischen Funktion schon nach der ersten Kur mit Thymusextrakt aufwiesen. Ebenso hatten sich die Blutzirkulation und die Beweglichkeit der Glieder verbessert, die trophischen Mißklänge in den Gelenken vermindert und die Schmerzen nachgelassen. Es zeigte sich desgleichen ein gestörter immunologischer Zustand, und zwar im Sinne einer autoimmunen Erkrankung, bestätigt mittels laboratorischer Tests durch die Feststellung zirkulierender Antikörper.

Abschließend kann man sagen, daß die Thymustherapie eine Methode der Wahl der Behandlung von PCP und Gonarthrose ist, da sie die Funktion des gestörten immunologischen Mechanismus normalisiert und die Lebensfunktionen, die durch die PCP und die Gonarthrose behindert werden, erleichtert.

1.6   Graphische Auswertung meines Erfahrungsmaterials

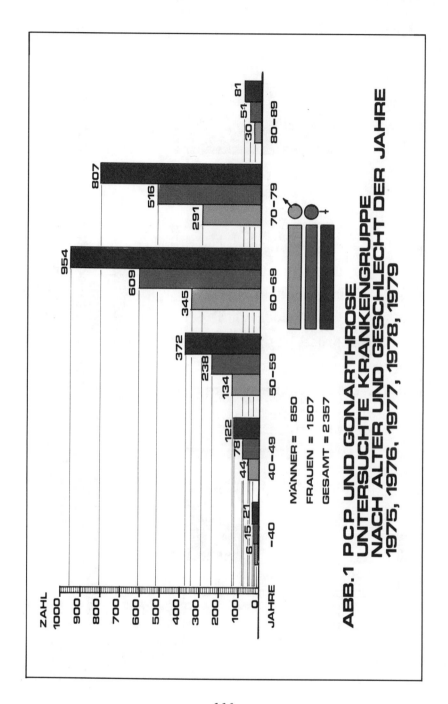

ABB.1 PCP UND GONARTHROSE UNTERSUCHTE KRANKENGRUPPE NACH ALTER UND GESCHLECHT DER JAHRE 1975, 1976, 1977, 1978, 1979

MÄNNER = 850
FRAUEN = 1507
GESAMT = 2357

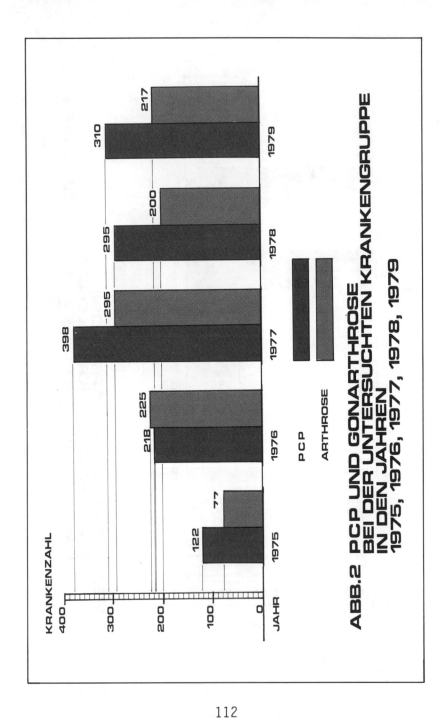

ABB.2 PCP UND GONARTHROSE BEI DER UNTERSUCHTEN KRANKENGRUPPE IN DEN JAHREN 1975, 1976, 1977, 1978, 1979

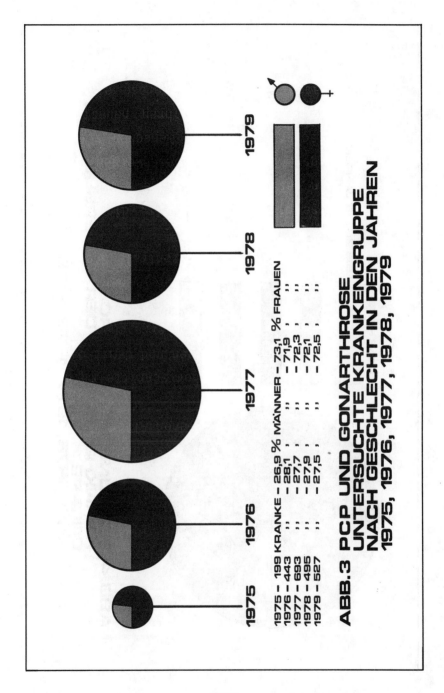

ABB.3 PCP UND GONARTHROSE UNTERSUCHTE KRANKENGRUPPE NACH GESCHLECHT IN DEN JAHREN 1975, 1976, 1977, 1978, 1979

1975 – 199 KRANKE – 26,9 % MÄNNER – 73,1 % FRAUEN
1976 – 443 ,, – 28,1 ,, – 71,9 ,,
1977 – 693 ,, – 27,7 ,, – 72,3 ,,
1978 – 495 ,, – 27,9 ,, – 72,1 ,,
1979 – 527 ,, – 27,5 ,, – 72,5 ,,

1975 1976 1977 1978 1979

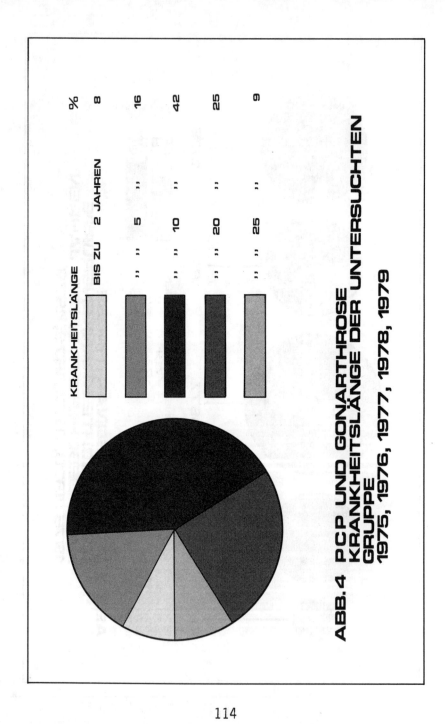

KRANKHEITSLÄNGE

			%
BIS ZU	2	JAHREN	8
„ „	5	„	16
„ „	10	„	42
„ „	20	„	25
„ „	25	„	9

ABB.4 PCP UND GONARTHROSE
KRANKHEITSLÄNGE DER UNTERSUCHTEN
GRUPPE
1975, 1976, 1977, 1978, 1979

114

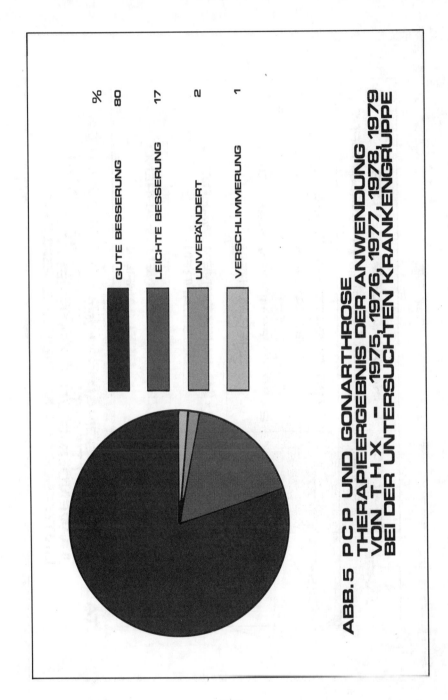

GUTE BESSERUNG — 80 %
LEICHTE BESSERUNG — 17
UNVERÄNDERT — 2
VERSCHLIMMERUNG — 1

ABB.5 PCP UND GONARTHROSE
THERAPIEERGEBNIS DER ANWENDUNG
VON T H X – 1975, 1976, 1977, 1978, 1979
BEI DER UNTERSUCHTEN KRANKENGRUPPE

JAHRE	KRANKEN ZAHL	ERHALTUNGSDOSIS BEI DER UNTERSUCHTEN KRANKENGRUPPE
1975–76	775	2×20 INJEKTIONEN WÄHREND DREI JAHREN
1976–77	560	2×20 INJEKTIONEN WÄHREND DREI JAHREN
1977–78	495	2×20 INJEKTIONEN WÄHREND DREI JAHREN
1978–79	527	2×20 INJEKTIONEN WÄHREND DREI JAHREN

TAB. PCP UND GONARTHROSE INTERMITTIERENDE, KONTINUIERENDE ANWENDUNG VON THX BEI DER UNTERSUCHTEN KRANKENGRUPPE

1.7 Literatur

(1) WAGENHÄUSER, F.J.: Epidemiologische Untersu-
chungen auf rheumatische Krankheiten, in:
Rheumatismus in Forschung und Praxis, Huber,
Bern-Stuttgart, 3, 139, 1966

(2) WILLE, Th.: Dtsch.med.J. 12, 498, 1961

(3) VORLAENDER, K.O.: Ärztl. Praxis XIII, 1615,
1961; Die Serologie der rheumatischen Erkrankungen, in: Nauheimer Fortbild.-Lehrg. 29,
65, 1964, Münch.med.Wschr. 107, 21, 1965; Immunologische Phänomene in der Pathogenese des
entzündlichen Rheumatismus, in: Rheumatismus
und Forschung, Huber, Bern-Stuttgart 2, 16,
1966

(4) ALLANDER, E. und LOVGREN, O.: Acta rheum.
scand. 10, 241, 1964

(5) AUFDERMAUR, M.: Path. Anatomie der rheumatischen Gelenkerkrankungen, in: Nauheimer Fortbild.-Lehrg. 29, 12, 1964, Dtsch. med. Wschr.
90, 1845,1965

(6) BEHREND, T.: Z. Rheumaforsch. 22, 379, 1963

(7) CAUWENBERG, H.van, FRANCHIMONT, P., LAMBERT,
P.H. und LISSIN, N.: Med.Kurse ärztl. Fort-
bil. 14, 294, 1964 - committe of the American
Rheumatism Association, Diagnostic Criteria
for Rheumatoid Arthritis. Ann.rheum.Dis. 18,
49-53, 1959

(8) DEICHER, A.: Klin. Wschr. 38, 340, 1966

(9)   DITTMAR, F.:   Med. Welt,   1951, 1961;   Westf.
       Ärztebl. 18, 171, 1964

(10)   HARTMANN, F.:   Z. Rheumaforsch. 24, 161, 1965

(11)   HARTMANN u. SCHLEGEL: Die entzündlichen und
       degenerativen Gelenkerkrankungen,   in Klin.
       Gegenw., Urban u. Schwarzenberg, München-
       Berlin, 8, 327, 1959

(12)   HINTZELMANN, U.: Münch.med. Wschr. 104, 1817,
       1962

(13)   LOHNES, H.:   Das   ABC des   Rheumatismus, Kon-
       stanz 1967

(14)   GAMP, A. u. SCHILLING, A.:   Z. Rheumaforsch.,
       25, 42, 1966

(15)   GASPARDY, G.:   Z. Rheumaforsch. 23, 169, 1964

(16)   JOSENHANS; G. u. MAGENS, U.:   Z. Rheumaforsch.
       25, 131, 1966

(17)   GREUEL, D.: Med. Welt 46, 2422, 1964

(18)   TEAGUE, P.O., YNIS, E.J.,   RODEY, G.,   FISCH,
       A.J., STUTMAN, O. and GOOD, R.A.: Autoimmune
       phenomena and renal disease in mice: role of
       thymectomy, aging, and involution of immuno-
       logic capacity, Laboratory Investigation 22,
       121 - 130, 1970

(19)   ALLISON, A.C., DENMAN, A.M., BARNES, R.D.:
       Cooperating and controlling functions of thy-
       mus-derived Lymphocytes in relation to auto-
       immunity, Lancet, in 135-140, 1971

(20) FORD, C.E., MICKLEM, H.S., EVANS, E.P., GRAY, J.G. and OGDEN, D.A.: The inflow of bone marrow cells to the thymus: studies with part body irradiated mice injected with chromosome marked bone marrow and subjekted to antigenetic stimulation. Annals of the New York Academy of Science, 129, 283 - 296, 1966

(21) MARTIN, E., JUNOD,J.P.: Gerontologie, Masson, Paris - New York, Barcelone - Milano 1977

(22) THOMSON, R.A.: Recent advances in clinical immunology, Churchill Livingstone, Edinburgh, London, New York 1977

(23) DILMAN, V. M.: Age-associated elevation of threshold to feedback control and its role development, aging and disease, Lancet 1, 1211, 1971

(24) YUNIS, E.J. and GREENBERG, L.J.: Immunopathology of aging, Fed.Proc. 33, 2017-2019, 1974

(25) GOLDSTEIN, A.L. u.a.: Thymosin and the immunopathology of aging, Fed. Proc. 33, No. 9, 1974

(26) CELAOLA, F.: The immunologic defense in relation to age. In Cancer and Aging, Engel, A. and Larsson,T., eds., International Symposia, Skandia. Group, Nordiska Bokhandelus Förlag, Stockholm 1968

(27) BURNET, F.M.: An immunological approach to aging, Lancet 2, 358 - 360, 1970

(28) SCHOEN, R.: Münch.med.Wschr. 107, 9, 1965

(29) PESIC, M.C.: Erfahrungsheilkunde, 26, 521, 1977

2. OSTEOPOROSE

2.1 Die häufigste Erkrankung des lokomotorischen Systems im fortgeschrittenen Alter

Da die Medizin heute große Fortschritte macht und die Lebenserwartung der Menschen und damit die Zahl derjenigen, die ein hohes Alter erreichen, gestiegen ist, nimmt die Osteoporose in der Pathologie des lokomotorischen Systems sowie in der zeitgemäßen Medizin und Geriatrie eine zentrale Stelle ein.

Die Osteoporose gilt als Krankheit, die fast ausschließlich an das fortgeschrittene Alter gebunden und die häufigste Ursache der Beschwerden ist, die im lokomotorischen System des Menschen vorkommen. Für die moderne Medizin mit ihren neuesten Forschungsresultaten ist die Osteoporose eine gesonderte Krankheit; sie wird von anderen degenerativen und metabolischen Veränderungen der Knochen abgegrenzt, was die Diagnostik und Behandlung mit ihren pathologischen und klinischen Veränderungen begünstigt.(1,2,3)

Die Osteoporose wird als eine komplexe Funktion des Lebens betrachtet. Bis heute sind Ätiologie und pa-

thologische Veränderungen der Osteoporose noch ungenügend erforscht. Neben vielen ätiologischen Faktoren, die dem ständigen Aufbau der Knochen dienen
- das sind die aktiven Faktoren des Lebens als
Funktionen des immunitären Systems im hohen Alter
und die Regeneration der Knochen (Nerven, Proteine)
(4,5,6) -, werden die eingebauten Elemente der Knochen (die Mineralien) als weniger wichtige Faktoren
angesehen.

Die bisherigen Erkenntnisse über das Immunitätssystem der älteren Menschen bestätigen, daß ein
Verhältnis zwischen der Immunität, der Regeneration
und dem Zerfall der Zellen besteht. Nach den
letzten Forschungen betrachtet man das immunologische System als den wesentlichen Faktor der biologischen Funktionen; dieser Umstand spielt wahrscheinlich bei der komplexen und bis heute noch
ungenügend erklärten Ätiologie der Osteoporose im
Alter eine entscheidende Rolle.(7,8,9) Nach den
gegenwärtigen immunologischen Berichten sind die
autoimmunen Prozesse wichtig beim Verlust des Kno-
chengewebes und der Entwicklung der Osteoporose.
Wegen der Unkenntnis aller Faktoren, die auf die
Lebensentfaltung einen Einfluß ausüben, hat man
eine Zeitlang die Osteoporose aufgeteilt in eine

systematische, eine idiopathische, postmenopausale, senile hormonale und inaktive. Bei der Osteoporose im hohen Alter wird die Funktion des Immunitätssystems geschwächt, ebenso die pathologische Deviation der immunologischen Parameter, der Ernährung und der psychophysischen Aktivitäten der Hormone.

Die Osteoporose bei Jugendlichen ist wegen ihrer unbekannten Ätiologie als idiopathisch anzusehen. Bisher bestehen nur Vermutungen, die als Ursache der jugendlichen Osteoporose angenommen werden können.

Die postmenopausale Osteoporose ist durch die Disfunktion der Hormone und die verminderte Funktion des Immunitätssystems bedingt. Da die postmenopausale und die sich im fortgeschrittenen Alter meldende Osteoporose physiologisch gleichzeitig auftreten, kann man sie gleichsam als idiopathisch, vom Standpunkt des histopathologischen und klinischen Bildes als sekundäre und pathologische Osteoporose bezeichnen. Die Diskussion darüber, wann eine Osteoporose als physiologische Erscheinung und wann als pathologische anzusehen ist, ist deshalb noch immer nicht beendet. Bei hormonalen Disfunk-

tionen, bei Veränderungen der Funktion des immunologischen Systems und bei anderen bekannten Krankheiten handelt es sich sicher um eine pathologische
Osteoporose.

Eine zeitgemäße Klassifikation der Osteoporose im
Hinblick auf ätiologische Faktoren könnte folgende
Ursachen nennen:

1. Mechanische Faktoren,
2. Ernährung,
3. Drüsen mit innerer Sekretion,
4. autoimmune Krankheiten,
5. andere Krankheiten.

Obwohl die alte Klassifikation der Osteoporose
nicht falsch war, gebe ich der neuen, die aufgrund
der zeitgemäßen Erkenntnisse über die biologischen
Prozesse gewonnen wurde, den Vorzug. Darum ist es
wichtig festzustellen, welcher oder wieviele der
oben angeführten Faktoren bei der Ätiopathogenese
der Osteoporose eine Rolle spielen.

Sissons(10) bezeichnet die Osteoporose als eine
strukturelle Veränderung der Knochen. Albright und
Reiferstein(11) sind der Meinung, daß es sich bei
der Osteoporose um einen gestörten Eiweißstoff-

wechsel handele, wodurch die Veränderungen im trabeculären Bau der Knochen beeinträchtigt werden und sekundär einen Wechsel der Mineralisation zur Folge haben. Sie nennen die Osteoporose "Knochen-atrophie". Solche Stellungnahmen bedingen eine ganz andere Einteilung der Osteoporose, nämlich in

a) systemhafte Osteoporosen,
b) regionale Osteoporosen,
c) lokale Osteoporosen.

Zur obigen zeitgemäßen Klassifikation:

1. Mechanische Faktoren

Sie treten häufig im hohen Alter auf, weil durch verschiedene Krankheiten die Beweglichkeit vermindert wird, desgleichen bei der Immobilisation, wenn es zur lokalen, regionalen oder allgemeinen Osteoporose kommt. Ich bin der Meinung, daß psychische und physische Aktivitäten anregend auf die Funktion der Osteoblasten wirken. Es ist verständlich, daß bei der Osteoporose die Osteoblasten ihre Aktivität besonders zeigen. (3,5) Cuthbertson (3,11) verbindet die Nichtaktivität der Muskeln mit der vermehrten Exkretion von Nitrogen bei der Entwicklung der Osteoporose.

2. Ernährung

Eine quantitativ und qualitativ ungenügende Ernährung bedingt wegen des Hungers einen Mangel·
an Proteinen, oder es kommt zu einer abnormalen
Exkretion der Proteine oder der Störung der Ab-
sorbtion der Nahrung. Alle diese Tatbestände
führen zur Osteoporose, ebenso hämorrhagische
Zustände oder Mangel an Vitamin C bei Skorbut.

3. Drüsen mit innerer Sekretion

Sie spielen eine große Rolle bei der Entwicklung
der Osteoporose. Bedeutsam ist die Osteoporose
bei der Erkrankung der adrenalen Rinde, ebenso
wegen des basophilen Adenoms der Hypophyse
(Cuching-Syndrom), wegen der Wirkung des S-Hor-
mons bei Diabetes (Glucocorticoides Hormon). Das
S-Hormon führt durch seine Wirkung zur Schwä-
chung der Matrix. Auch die gestörte Ausscheidung
anderer Hormone kann die Osteoporose hervorrufen, z.B. die gestörte Sekretion der Ge-
schlechtsdrüsen. Bei der Akromegalie, beim Gi-
gantismus, beim Kretinismus, bei der pituitären
Disfunktion, beim Myödem und bei der Thyreotoxi-
kose ist die Osteoporose ebenfalls vorhanden.
Sie kommt bei der Fettsucht und beim Diabetes
mellitus vor, weiter bei den Erkrankungen der

Wirbelsäule und der rheumatischen Arthritis und
bei Personen, die längere Zeit Kortisonpräparate
eingenommen haben. Die Osteoporose tritt auch
sehr früh bei der Recklinghausen-Krankheit mit
Hyperparathyreoidismus auf, und zwar besonders
in der Wirbelsäule, in den Knochen des Kopfes,
oft vor der Erscheinung der zystischen Veränderungen in den Knochen.

Pathologische Osteoporose erscheint bei der Insuffizienz des Ovariums und der verminderten Sekretion des Östrogens, obwohl dieser Wirkungsmechanismus bis heute ungeklärt blieb. Eine solche Osteoporose tritt öfter bei Frauen in Erscheinung, in geringerem Maße bei Männern. Die
jugendliche idiopathische Osteoporose, deren
ätiologische Faktoren noch nicht geklärt sind,
kann man am wahrscheinlichsten als genetisch
gestörte Funktion des Immunitätssystems und der
hormonalen Disfunktion ansehen.

4. Autoimmune Erkrankungen
Sie nehmen in der gegenwärtigen Medizin eine besondere Stelle bei der Entwicklung der Osteoporose ein; sie kommen meist im fortgeschrittenen
Alter vor; und zwar mit einer verminderten Funk-

tion des Immunitätssystems und der pathologischen Deviation der immunologischen Parameter im hohen Alter.

5. Andere Krankheiten
   Die Myelomatose und die Tumoren bei der Osteopathie können aus nicht bekannten Gründen sonstige Krankheiten verursachen.(4)

2.2   Ätiopathogenese

Die Osteoporose offenbart sich in der Anzahl und Aktivität der Osteoblasten (Bildung und Zerstörung der Knochen); deswegen ist für die Osteoporose die Breite des Kortexons, besonders an der inneren Seite, von Bedeutung. Bei der verminderten Funktion der Osteoblasten reduziert sich ihre Zahl, auch die Trabekulane sowie die Menge der Minerale.

In der Zeit des Wachstums der Knochen vergrößert sich die Funktion der Osteoblasten. Die psychische Aktivität stimuliert diesen Vorgang. Ohne evidente Verminderung der Osteoblasten haben wir eine verminderte Menge der Minerale, die der Resorption der Matrix adäquat ist.´Bei gestörter Absorption im Ge-

därm ist ein Defizit des Kalziums in der Ernährung
zu verzeichnen, ebenso bei gestörter Mobilisation
und des Transportes des Kalziums oder beim schnel-
len Verlust von Phosphor (Avitaminose D).(1)

2.3 Meine Beobachtungen und Erfahrungen

Da die Osteoporose im hohen Alter für die Pathologie des lokomotorischen Systems bedeutungsvoll ist,
habe ich 663 an Osteoporose Erkrankte beobachtet,
und zwar in der Zeitspanne von 1975 bis 1977. Die
Erkrankten an der klinisch manifesten Osteoporose
waren überwiegend zwischen 70 und 80 Jahren alt,
teilweise aber auch jünger (über 40 Jahre), so daß
das Durchschnittsalter 65 Jahre betrug.

Bei meinen Patienten war am häufigsten die senile
Osteoporose mit mechanischen Faktoren vorhanden,
doch auch mit solchen der Ernährung, der Drüsen der
inneren Sekretion, der Verminderung und des Ge-
störtseins der immunologischen Funktionen des fortgeschrittenen Alters.

Die häufigen Osteoporosen im hohen Alter sind vom
medizinischen Standpunkt aus sehr bedeutsam, weil

sie mit manifesten klinischen Symptomen vorkommen und nur selten zufällig entdeckt werden. Für die Osteoporose haben die Ernährung, die psychische, physische Aktivität, die Funktion des Nervensystems, die Sekretion der Hormone und autoimmune Krankheiten einen besonderen Stellenwert. Am Aufbau der Knochen nehmen alle Hormone teil. Die androgenen und östrogenen Hormone beeinflussen die Ausscheidung des Phosphors und Kalziums und den Aufbau der Matrix (Androgen) und ihrer Kalzifikation (Östrogene). Die Schilddrüse wirkt auf die Synthese der Proteine. Die Nebenniere mit dem S-Hormon verhindert die Bildung der Knochenmatrix, mit dem N-Hormon wird sie begünstigt. Für das klinische Bild der Osteoporose ist die Aktivität der Osteoblasten, die Funktion des Immunsystems und der genetische Faktor wichtig.(7,8.9) Der Mechanismus aber und die gegenseitige Abhängigkeit all dieser Faktoren, die bei der Regelung der Funktion der Osteoblasten und Osteoklasten im hohen Alter mitwirken, sind immer noch ungenügend erforscht. Folglich wird die Abgrenzung der physiologischen und der pathologischen Osteoporose erschwert.

Einige Wissenschaftler behaupten, daß die physiologische Osteoporose bei Frauen nach dem 40. Lebensjahr und bei Männern nach dem 60. Lebensjahr beginne. Newton-John und Morgan(4) haben durch ihre Forschungen etwas mehr Klarheit in die Unterscheidung der physiologischen und der pathologischen Osteoporose gebracht. Sie meinen, die physiologische Osteoporose verursache das Vermindern der kortikalen und trabekularen Teile des Knochens und der Dicke des Kortexons bei beiden Arten um jährlich 1 %.(11)

Der Unterschied von physiologischen und pathologischen Osteoporosen hat die Entdeckung des Kalzitonins und seine osteolitische Wirkung erbracht (Copps) (1), die das Niveau des Serumkalziums in den Knochen, im Serum, Urin und in den Fäkalien aufrechterhält. Die Proportionen des Kalziums, das mit einem Teil an die Eiweißstoffe gebunden ist und dessen Rest sich im Serum befindet, erhalten die Körpertemperatur, pH, die Kraft der Ionen, die Qualität und die Quantität der Eiweißstoffe im Serum. Lindhal und Lingre(4,12) haben durch exakte Messungen den Unterschied der Gewichte der Knochen am Skelett festgestellt, um die physiologische von der pathologischen Osteoporose zu differenzieren.

Die bewährtesten Resultate einer Differenzierung der physiologischen und der pathologischen Osteoporose liefert die histologische Erforschung der Knochen des Beckenkamms; das ist aber nur mit einem operativen Eingriff möglich. Im hohen Alter treffen oft pathologische Osteoporosen mit einem Knochenbruch zusammen, wobei die Kondition, das Trauma und andere Faktoren mitspielen, die die Unterscheidung der pathologischen von der physiologischen Osteoporose ermöglichen. Nach meiner Auffassung spielt hier auch das subjektive Gefühl eine bestimmte Rolle. Wichtig sind die Schmerzen, die ältere Leute haben und die Deformationen verursachen, bei jüngeren aber idiopathisch ohne Deformationen sind. So macht die Osteoporose im hohen Alter ihrer selbst wegen Schwierigkeiten - wegen der Deformation und der Grundkrankheit. Schmerzen bei der Osteoporose zeigen sich nur bei der pathologischen und werden durch die Irritation der sensiblen Nerven im Knochen selbst hervorgerufen, weil die metabolischen Prozesse gestört sind. Ich meine, daß sich die physiologischen und pathologischen Osteoporosen durch die Altersjahre, durch die Intensität der mittels Röntgen und Scintigraph festgestellten Veränderungen, durch die klinischen Symptome, die Stärke der Schmerzen und die Größe der Deformation unterscheiden lassen. Das bezieht sich aber nur auf die Osteoporose im hohen Alter, während alle anderen - außer der idiopathischen und juvenalen - sekundär und pathologisch sind.

Die Osteoporose ist demnach als Folge von gestörten mechanischen Geschehnissen in den Knochen sowie auch von vermindertem und pathologisch verändertem immunologischen System im Alter anzusehen. Ein Beweis für die biomechanischen Faktoren in der Entwicklung der Osteoporose sind die regionalen und lokalen Osteoporosen. Alle erforschten Parameter ergaben, daß im 5. Jahrzehnt das Knochengewebe vermindert wird und daß sich dieser Prozeß mit zunehmendem Alter steigert.

Der Durchschnittsabfall der Knochenmasse beträgt für eine Dekade 10 %.

2.4   Immunologischer Aspekt der Osteoporose

In neuerer Zeit wird das Immunitätssystem als eine neue biologische Funktion bezeichnet. Wollten wir das Immunitätssystem mit dem Prozeß des Alterns und mit der Osteoporose in Verbindung bringen, wäre eine große quantitative Studie der Individuen von ihrer Geburt bis zum Tode erforderlich. Es ist wichtig zu wissen, daß das Altern des immunologischen Systems erstaunlich früh beginnt.(7,8,9,15) ˙

Die Beziehung zwischen der Immunität, dem Verfall und der Regeneration der Zellen muß wie die Dauer dieses Vorgangs beobachtet werden. Da etliche Wissenschaftler aussagen (7,8), daß autoimmune und autoaggressive Prozesse im fortgeschrittenen Alter eine Rolle spielen, kann man neben anderen Faktoren bei der Osteoporose auch die pathologische Veränderung des Immunitätssystems als wichtigen Faktor betrachten. Die autoimmune Erkrankung charakterisiert die Erscheinung von Antikörpern oder von synthetisierten Lymphozyten, die das eigene Gewebe befallen. Das soll aber nicht heißen, daß die Antikörper und die Lymphozyten die Krankheit bedingen, obwohl es indirekt dafür einen Beweis gibt. Genetische Faktoren, die auf die autoimmunen Reaktionen Einfluß ausüben, sind nicht bekannt.(7,8,9,16) Klinische Beobachtungen zeigen, daß autoimmune Erkrankungen meistens bei den Menschen vorkommen, deren Immunität vermindert ist, also bei älteren Leuten. Die zirkulierenden Antikörper im Organismus der Älteren kann man als speziellen Typus der Gewebezerstörung ansehen, obwohl jene auch vor zu großer Zerstörung schützen können. Folgerichtig dienen die Antikörper mehr dem Schutz als der Zerstörung. (7,16) Weiter kann gefolgert werden, daß immunsuppressive Mechanismen den Zustand des Patienten verbessern.(7,15,17) Ich vertrete die Ansicht, daß autoimmune Erkrankungen von der immunologischen Defizienz herstammen. Das ist für die Heilung von autoimmunen Erkrankungen bedeutsam. Die Theorie von Walford über das Altern spricht von 4 Faktoren, die beim Alterungsprozeß sehr zu beachten sind:

1) Verminderung der Funktion der Thymusdrüse,

2) Funktion der B-Lymphozyten,

3) Schwäche des endokrinen Systems   und

4) vollkommene Differenzierung der immunkompetenten Zellen.(13)

2.5   Die Therapie der Osteoporose

Bei der Osteoporose im hohen Alter kommt neben der unabdingbaren Korrektur der Ernährung, der physischen und psychischen Aktivität die immunbiologische Behandlung mit dem Gesamt-Thymusextrakt (von 3 Wochen Dauer) hinzu, in verschleppten Fällen auch von 6 Wochen. Die an Osteoporose Erkrankten haben

in meinem Institut täglich 10 ml THX unter die Haut
gespritzt bekommen. Anschließend wurde noch Kalzium
und Phosphate gegeben. Die Verabreichung von Kalzium erfolgte nur sehr vorsichtig, weil zu große Mengen Kalzium zur Retention des Urins führen, die Exkretion hemmen und Steinchen bilden.

Bei der Behandlung der Osteoporose mit THX traten
Verbesserungen in 70 bis 80 % der Fälle ein. Sie
waren oft bei alten Leuten pathologisch. Die Verbesserung zeigte sich nach 3 bis 6 Wochen. Die Deformation der Knochen und die subjektiven Störungen
verschwanden ebenfalls.

Die Behandlung der Osteoporose im hohen Alter mit
einer ausschließlich hormonalen Therapie (Östrogene, Androgene) ist nicht richtig. Eine alkale Therapie habe ich bei ausgesprochen inaktiven Osteoporosen angewandt; damit konnte ich den Ablauf der
Krankheit aufhalten und gleichzeitig Anregungen für
den Aufbau der Knochen geben.(14)

Neben der immunbiologischen Therapie verabreichte
ich noch Phosphate und Biocarbonate. Das bewirkte
bei den Kranken eine Regelung und Verstärkung des
Immunsystems neben der Korrektur der Ernährung und

der psychophysischen Aktivitäten. In den älteren Fällen der Osteoporose war es nötig, die Thymus-Therapie nach 6 Monaten zu wiederholen, die dann zur Normalisierung der immunologischen Funktion beitrug.

Bei meiner Thymustherapie hatte ich keine unerwünschten Folgen zu verzeichnen. Es wurden lokale Reaktionen in 5 bis 10 % der Fälle evident. Alle Erkrankten standen noch 6 Monate nach der Behandlung unter meiner Beobachtung, einige sogar ein ganzes Jahr.

Die Anwendung der Thymus-Therapie im fortgeschrittenen Alter ist nach meinen Resultaten medizinisch gerechtfertigt, zumal man weiß, daß im Alter fundamentale Störungen der immunologischen Funktionen vorkommen (7,8,9,15), die außer den genetischen und biologischen Faktoren auch zu autoimmunen Reaktionen im Organismus führen sowie zu anderen degenerativen und infektiösen Erkrankungen.

2.6   Schlußfolgerung

Aufgrund der Behandlung und der Erkenntnisse über die Osteoporose bin ich der Ansicht, daß es sich um eine häufige Krankheit des lokomotorischen Systems handelt, die für die heutige Medizin besonders wichtig ist.

Nach meinen klinischen Beobachtungen an 663 Fällen der Osteoporose habe ich festgestellt, daß bedeutende Faktoren bei der Entwicklung der Osteoporose im hohen Alter die gestörten Funktionen des immunitären Systems darstellen, so auch das Erscheinen der autoimmunen Erkrankung, der Mangel an richtiger Ernährung, psychophysische Aktivitäten und hormonale Disfunktionen.

Die Bearbeitung meines Erfahrungsmaterials zeigt, daß die Immun-Therapie mit dem Gesamt-Thymusextrakt zur Besserung des immunologischen Status und zur Normalisierung der Funktion des immunen Systems führt. Bei autoimmunen Erkrankungen machte sich eine signifikante Störung der immunologischen Reaktion im hohen Alter bemerkbar, ebenso in der Entwicklung der Osteoporose, indem der genetische Faktor und die latente Neigung, die zur Störung der immunologischen Reaktionen führte, in Betracht gezogen wurde. Demnach sollte man präventiv und auch therapeutisch die immunitäre Therapie mit THX an Kranken mit einer Osteoporose anwenden. Ich be-

trachte sie als einen Imperativ in allen Fällen
dieser Krankheit für das lokomobile System.

Das Verhüten der pathologischen Brüche von Knochen
und ihrer Deformationen, die durch die Osteoporose
bedingt werden, ist für das Leben der Menschen im
fortgeschrittenen Alter notwendig; es macht sie
flexibler, beweglicher und selbständiger.

2.7 Graphische Auswertung meines Erfahrungs-
materials

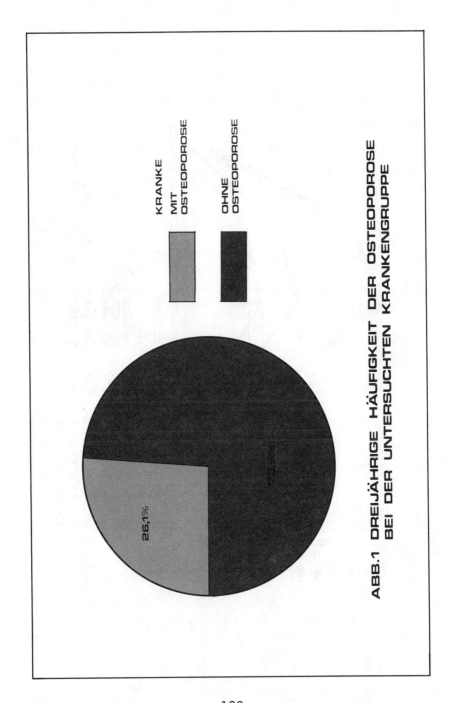

KRANKE

MIT
OSTEOPOROSE

OHNE
OSTEOPOROSE

26,1%

73,9%

ABB.1 DREIJÄHRIGE HÄUFIGKEIT DER OSTEOPOROSE
BEI DER UNTERSUCHTEN KRANKENGRUPPE

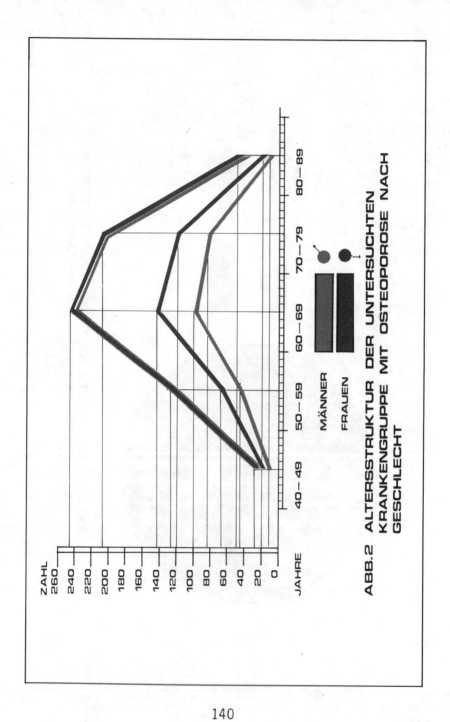

ABB.2 ALTERSSTRUKTUR DER UNTERSUCHTEN
KRANKENGRUPPE MIT OSTEOPOROSE NACH
GESCHLECHT

140

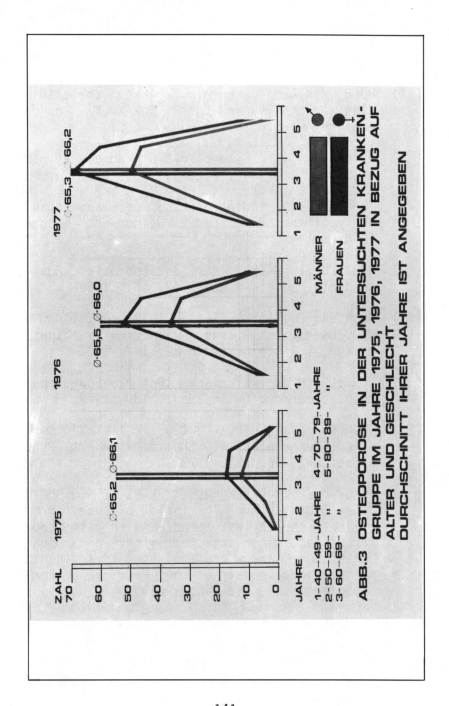

ABB.3 OSTEOPOROSE IN DER UNTERSUCHTEN KRANKEN-
GRUPPE IM JAHRE 1975, 1976, 1977 IN BEZUG AUF
ALTER UND GESCHLECHT
DURCHSCHNITT IHRER JAHRE IST ANGEGEBEN

1 - 40 — 49 - JAHRE   4 - 70 - 79 - JAHRE
2 - 50 — 59 — „   5 - 80 — 89 — „
3 - 60 — 69 — „

MÄNNER

FRAUEN

2.8 Literatur

(1) HUGH, R.K.B.: Immunobiology for the clinician, John Wiley and Sons, New York - London - Sydney - Toronto 1977

(2) MATASOVIC, T.: Osteoporoza u sindromu bolnih kriza, Acta Orthop. Jug. 1, 185, 1975

(3) TRUETA, J.: Studies of the development and decay of the human frame, Heinemann, London 1968

(4) DEUT, C.E., WATSON, L.: Osteoporosis, Postgraduate Medical Journal 42, 581, 1966

(5) MENNIER, P., AARON, I., EDONHARD, C., VIGNON, G.: Osteoporosis and the marrow by adipose tissue, Clinical Orthop. 80, 147, 1971

(6) SCHEIER, H.J.: Klinische Untersuchungen bei Kreuzschmerzen, Orthopäde 1, 130, 1972

(7) BARNES, E.W., IRVINE, W.J.: Clinical Syndromes associated with thymic disorders, Proc. R.Soc. Med. 66, 151, 1973

(8) FORD, C.E., MICKLEM, H.S., EVANS, E.P., GRAY, J.G., OGDEN, D.A.: The inflow of bone marrow cells to the thymus: studies with part body irradiated mice injected with chromosome marked bone marrow and subjected to antigenic stimulation, Annals of the New York Academy of Science 129, 283-296, 1966

(9) THOMSON, R.A.: Recent advances in clinical immunology, Churchill Livingstone, Edinburgh, London and New York 1977

(10) SISSONS, H.A., HALLEY, K. J., HEIGWAY, J.: Normal bone structure in relation to osteomalacia, In 1. Osteomalacie, Masson, Paris 1967

(11) BARNETT, E., NORDIN, B.C.: The radiological diagnosis of osteoporosis, Clinical Radiology 11, 166, 1960

(12) BRETSCHER, P.: A model for generalized autoimmunity, Cell.Immunol. 6, 1, 1973

(13) PESIC, M.C.: Erfahrungsheilkunde 26, 521, Heidelberg 1977

(14) URIEL, S., BARZEL: Alkale Therapy in Immobilisation Osteoporoses, Israel, J.Med.Sci. 7, 3, 1971

(15) MARIN, E., JUNOS, J.P.: Gerontologie, Masson, Paris - New York - Barcelone - Milano 1977

(16) GLASSER, R.L., SILVERS, W.K.: Genetic determenants of immunological responsiveness, Adv. Immunol. 18, 1, 1972

(17) HARRIS, J.E., SIKOVICS, J.G.: The immunology of Malignant Disease, The C.V. Mosby Co., St. Louis 1970

143

3. DAS ZERVIKO-BRACHIAL-SYNDROM MIT DER ZERVIKALEN SPONDYLOSE

3.1 Zerviko-Brachial-Syndrom

Das schmerzhafte Zerviko-Brachial-Syndrom ist eine der häufigsten Krankheiten des modernen Menschen. Klinisch äußert es sich durch die bekannten sog. rheumatischen Beschwerden, Schmerzen im Nacken und Hals, schmerzhafte und begrenzte Beweglichkeit des Kopfes, Schmerzen am vorderen Schulterblatt, am Schulterbein, längs des einen Armes oder beider Arme, durch die Parese im Gebiet der oberen Extremitäten oder durch stärkere neurologische Defizienz und die Migräne.

Unter einem schmerzhaften Zerviko-Brachial-Syndrom verstehen wir eine Menge von Symptomen und klinischen Erscheinungen, die als Folge von Irritation oder Kompression der zervikalen Nervenwurzeln in den intervertebralen Öffnungen herrühren, wobei oft eine Irritation oder Kompression der vaskulären Elemente und des Sympathikus entstehen kann. (1,2,3,4) Die Invalidität hierdurch ist sehr groß, besonders in den Fällen der Kompression des Rückenmarks.

144

Bei der Ätiopathogenese des schmerzhaften Zerviko-Brachial-Syndroms ist der degenerative Prozeß an den Knochen von entscheidender Bedeutung, und zwar als Folge der Degeneration des intervertebralen Discus, deren Ursache sich bisher noch nicht erklären läßt; die meisten Autoren sehen sie vor allem in den metabolischen Störungen bei der Versorgung des Discus.(5,6,7) Wichtige Faktoren in der Ätiopathogenese dieses Syndroms sind: Vaskuläre, biomechanische, bindegewebliche, professionelle, statistische und traumatische.

Überwiegend erkennt man für die Entwicklung des Zerviko-Brachial-Syndroms hauptsächlich den vaskulären, den biomechanischen und bindegeweblichen Faktor als Ursache an.(6,8,9,10)

Der biomechanische Faktor spielt eine wichtige Rolle; denn der konstitutionell enge spinale Kanal - der sagitale Diameter ist enger als 14 mm - wird zur Entwicklung des Zerviko-Brachial-Syndroms führen.(15,16,17) Ich bin der Meinung, daß der konstitutionell enge vertebrale Kanal conditio sine qua non des schmerzhaften Zerviko-Brachial-Syndroms ist.(8,10,11) Die eine Spondylose begleitenden Veränderungen können zur Verengung des spinalen Kanals führen, wobei die Osteophyten an der hinteren Seite des Wirbels, die Subluxation und die Kyphose der zervikalen Wirbelsäule eine besondere Bedeutung haben.(18,19)

Heute wird den physikalischen Faktoren besondere Wichtigkeit zugesprochen, die bei verschiedenen täglichen Kopf- und Halshaltungen den spinalen Kanal verengen und zur intermittierenden Ischämie des Rückenmarks und seiner Läsion führen können. (8,9,10) Dabei wird auch statischen Faktoren eine gewisse Bedeutung zugesprochen; denken wir an bestimmte Berufe (Chirurgen, Artisten, Fahrer, Gepäckträger) oder nicht zuletzt an das längere Sitzen vor dem Fernsehapparat, wobei die verschiedene Haltung des Kopfes oder Halses Einfluß auf die physiologischen Verhältnisse innerhalb des Zerviko-Brachial-Syndroms ausüben kann.

Dies bedeutet, daß das pathologische Substrat beim Zerviko-Brachial-Syndrom in den meisten Fällen als degenerative Veränderung auf dem intervertebralen Discus vorkommt.(20,21) Die zervikale Discus-Hernie - vorwiegend bei jüngeren Menschen -, die ein akutes Symptom des schmerzhaften Zerviko-Brachial-Syndroms bedingt, ist sehr selten und dann eine Folge von durchgestandenen Traumata.(17)

146

Am häufigsten ist der chronische Typ der diffusen Degeneration mehrerer Disci, die zu degenerativer Erkrankung des zervikalen Teils der Wirbelsäule führt, unter dem Terminus zervikale Spondylose bekannt.(22,23) Radiologische, feststellbare zervikale Spondylose muß klinisch nicht immer manifest sein. In den Fällen der manifesten neurologischen und radikulären Symptome ist sie klinisch als schmerzhaftes Zerviko-Brachial-Syndrom zu verzeichnen. Bei der klinischen Manifestation dieses schmerzhaften Syndroms darf das Trauma, besonders das Mikrotrauma, nicht vergessen werden, das auf die degenerativen Veränderungen i.v. zervikaler Disci einwirkt und häufig zur Mikrosubluxation der phastinierten Glieder führt. Bei der Pathogenese des schmerzhaften Zerviko-Brachial-Syndroms muß das sog. "Kleine Trauma" besonders beachtet werden, wobei eine jähe Kopfbewegung in irgendeine Richtung im alltäglichen Leben oder eine schlechte Lage des Kopfes beim Schlaf oder bei einer professionellen Tätigkeit zur Mikrosubluxation der feinen Glieder führen kann. Diese führt zu einer größeren Verengung des intervertebralen Raumes, besonders wenn an diesen Gliedern schon Osteophyten bestehen, die die Entwicklung des schmerzhaften Zerviko-Brachial-Syndroms begünstigen. Es muß betont werden, daß eine schlechte Kopfhaltung im Zuge einer schlechten Körperhaltung die Entwicklung der degenerativen Veränderungen des Discus fördert und die Wirkung der mechanischen Faktoren durch Mikrotraumata begünstigt. Noch erwähnt werden sollte, daß kleine Traumata vom Distorsietyp, bei denen es zu Mikrosubluxationen eines oder mehrerer kleiner phasetinierter Glieder kommt, wobei ihr kapsulärer ligamentarer Apparat beschädigt wird, als Ursache des schmerzhaften Zerviko-Brachial-Syndroms betrachtet werden können.(5,7,10,22) Dieses Syndrom tritt besonders bei Patienten in mittleren und älteren Jahren auf, weil bei ihnen die degenerativen Veränderungen an den feinen Gliedern fortgeschritten sind. Die Veränderungen befallen einen oder mehrere Disci. Nach dem 50. Lebensjahr sind folgende Disci am häufigsten betroffen: C_5 - C_6 und C_6 - C_7. Meist entspricht die Beschädigung des Wirbelsäulenmarkes und der Nervenwurzeln dem fortgeschrittenen, schmerzhaften Zerviko-Brachial-Syndrom.

3.2 Die zervikale Spondylose

In der primären Gesundheitsfürsorge begegnen wir einer großen Zahl von erkrankten Menschen, die über Schmerzen im Nacken, in den Schultern und Händen klagen. Dieser Zustand kommt als radikuläres Syndrom der zervikalen Spondylose zum Vorschein und ist mit allen klinischen Manifestationen dieser Krankheit behaftet, die sehr lange andauert, Tendenz zum Rezidiv aufweist, langfristige Unfähigkeit für das Ausüben des Berufs mit sich bringt und zur Invalidität führt. Hierbei ist die Myelopathie als wichtigstes klinisches Syndrom hervorzuheben, weil sie oft die Ursache der Invalidität bildet.

Die zervikale Spondylose wird ebenso wie die Arteriosklerose als sekundäre Krankheit des Alterungsprozesses aufgefaßt. Deswegen ist sie aber keine Alterskrankheit.(1) Es besteht keine Altersgrenze, die für den Beginn der Krankheit von Belang wäre. Klinisch und radiologisch ist bewiesen, daß sie auch in jüngeren Jahren auftreten kann, aber klinisch nicht registriert werden muß, besonders wenn sie asymptomatisch verläuft.

Die meisten Autoren haben lange Zeit bei der Spondylose und deren Ätiopathogenese der zervikalen Myelopathie und dem akuten Prolaps des Discus große Bedeutung zugemessen und diesen Zustand als ein kompressives Syndrom beschrieben.(2,3,4) In neuester Zeit räumt man der Pathogenese der zervikalen

Myelopathie eine besondere Stellung ein, und zwar nicht nur dem mechanischen Faktor der Wirbelsäulenveränderungen in dieser Altersstufe, sondern auch dem System der Blutgefäße der Wirbelsäule wie auch des gesamten Blutkreislaufes.(5,6,7,8,9,10,11)

Die zervikale Spondylose als degenerativer Prozeß wird durch folgendes charakterisiert: Verengung des intervertebralen Raumes, Randosteophyten, Fibrose der Wurzelnerven und Degeneration der apophysen Gelenke. Die primäre zervikale Spondylose ist durch den Prozeß des Alterns bedingt, wobei auch vasculäre, biomechanische und Bindegewebs-Faktoren in Betracht kommen. In allen Fällen der zervikalen Myelopathie wurde auf den Zustand des Herzens und die Kyphoskloliose der Wirbelsäule besonders geachtet, um so mehr, weil ich hier immer auf eine Insuffizienz des zentralen Blutkreislaufes gestoßen bin.

Die Aorta und die Arterie vertebralis sind zwei wichtige vaskulare Gebiete der Blutversorgung für die Medulla spinales; somit ist klar, daß jede Insuffizienz im Rahmen dieser zwei Systeme zur Entwicklung einer vaskularen Myelopathie führen kann. Man darf dabei natürlich nicht die sekundär hervor-

gerufenen Veränderungen vergessen, die die Spondylose begleiten und zur Kompression der art. spinales ant. führen können, in schweren Fällen auch zur
Kompression der art. vertebralis und der Adern in
den i.v. formina und der aberranten Blutgefäße zwischen der Pia und der Arachnoidea. Bei Fällen der
klinisch manifesten zervikalen Spondylose, in denen
der Zustand des zentralen Blutkreislaufs kompensiert war, wurden die biomechanischen Faktoren beachtet, besonders dann, wenn auch konstitutionell
ein enger spinaler Kanal vorlag.(12,13,14)

Der statische Faktor wie auch der Beruf haben großen Einfluß auf die Entwicklung der zervikalen
Spondylose, weil beides auf die physiologischen
Verhältnisse innerhalb des spinalen Kanals einwirkt
und neben anderen Faktoren zur Entwicklung der
Myelopathie beiträgt. Nicht minder bedeutend ist
der Faktor des Bindegewebes, der bei der Spondylose
die Medulla wenig beweglich machen kann und auch
empfindlich für die Traumata ist.(15,16,17,18,19,
20)

3.3 Untersuchungsergebnisse

a) Zerviko-Brachial-Syndrom

Zur weiteren Klärung stelle ich mein Erfahrungsmaterial im Institut für Gesamte Thymusforschung für eine Zeit von 3 Jahren, nämlich von 1975 bis 1978, vor.

In dieser Zeitspanne sind 1.076 Kranke (davon 506 Männer und 570 Frauen) wegen des Zerviko-Brachial-Syndroms behandelt worden.

Das Durchschnittsalter der Patienten betrug 65,4 Jahre. Hervorzuheben ist, daß bei allen radiologischen Symptomen der zervikalen Spondylose keine evidenten neurologischen Symptome vorhanden waren.

Degenerative Veränderungen der zervikalen Spondylose, die das schmerzhafte Zerviko-Brachial-Syndrom bedingen, weisen 2 Typen von klinischen Zeichen und Symptomen auf:

1. spezifische neurologische Zeichen und Symptome,

2. aspezifische.

Spezifische neurologische Symptome hängen von der Affektion der jeweiligen Wurzeln, und zwar C_5, C_6, C_7, C_8 ab. Nebst diesen spezifischen klinischen Anzeichen und Symptomen, die von der komprimierten Nervenstruktur herstammen und sich im schmerzhaften Zerviko-Brachial-Syndrom äußern, bestehen auch aspezifische Symptome, z.B. eine behinderte Beweglichkeit der Halswirbelsäule, Spasmus der vertebralen Muskeln und oft auch der Schulterbeine; außerdem Symptome, die von anderen Strukturen herstammen. Man muß vor allem die Irritation des letzten Halssympathikus hervorheben, der die vertebralen Arterien umhüllt, so daß diese Erkrankten über Schwindelgefühl, Gleichgewichtsstörungen, Klingeln in den Ohren und andere visuelle und auditive Symptome klagen. Der Krankheitsverlauf meiner Patienten war in den meisten Fällen chronisch und langsam progredient. Einen kurzen Krankheitsablauf hatte ich nur in den Fällen der Traumata der zervikalen Wirbelsäule. Bei der Diagnostik bediente ich mich der radiologischen Bearbeitung und der Tomographie der zervikalen Wirbelsäule. Es wurde auch die elektrophysiologische Methode angewandt, die in den meisten Fällen einen positiven Befund aufzeigte. Die Resultate der physiologischen Bearbeitung be-

nutzte ich als Ergänzung zur neurologischen Diagnostik, was auch die Oszillometrie der oberen
Extremitäten einschloß.

b) zervikale Spondylose

Mit dem Ziel, die klinisch manifeste zervikale
Spondylose im mittleren und fortgeschrittenen Alter
möglichst präzise zu erklären, sind von mir in den
Jahren 1975 - 1978 586 Patienten beobachtet und behandelt worden. Die Patienten waren über 40 Jahre
alt. 65 % der Patienten wiesen gleichzeitig neben
der zervikalen Spondylose auch eine Schwäche des
kardiovaskulären Systems auf, und zwar durch ein
manifestes klinisches Syndrom.

Bei dem untersuchten Kreis kam das klinische Syndrom der Irritation der Wurzel am häufigsten vor.
In der Anamnese dieser Erkrankten waren radikuläre
Schmerzen im Nacken, in den Schultern - interkapu-
lär -, Kopfschmerzen und begrenzte Beweglichkeit
des Halses ausgeprägt. Sensorische Beschwerden
blieben meist auf obere Extremitäten begrenzt und
waren radikulären Ursprungs. Anamnestisch konnte
bei allen Patienten manifeste zervikale Spondylose

festgestellt werden, zu Beginn nur die Symptomatologie der Irritation der Wurzel, wobei die spätere
Progression des Prozesses zur allgemeinen Entwicklung der Quadriparese führte. Der Ablauf der Krankheit verlief in den meisten Fällen chronisch und
langsam progredient. Meist handelte es sich um Erkrankte mit einer Anamnese von wenigstens 5 Jahren.
Einen kurzen Ablauf der Krankheit von apoplekti-
scher Art habe ich nur in 3 Fällen der zervikalen
Myelopathie festgestellt, in denen das Trauma auf
die schon spondylotisch primär veränderte Wirbelsäule eingewirkt hat.

3.4 Immunologische Bedeutung

Ich bin der Ansicht, daß sowohl das Zerviko-Brachial-Syndrom als auch die zervikale Spondylose zum
Teil als Folge abgeschwächter Immunität und gestörter immunologischer Funktionen im fortgeschrittenen
Alter zu betrachten sind und teilweise als Folge
einer autoimmunen Reaktion des Organismus, die bei
generalisierter und selektiver immunologischer Defizienz - den genetischen Faktor mit einbezogen -
auftreten.(24,25,27,28)

Das Alter führt zum Prozeß der Immunsuppression im Organismus, indem es zu einem Abfall der immunologischen Reaktionen kommt, d.h. zur Annullierung der immunologischen Reaktion, wodurch die Entwicklung der autoimmunen Krankheiten begünstigt wird.(24,25) Für den Arzt in der Klinik ist es sehr wichtig zu wissen, wie es mit der normalen Immunität bei älteren Menschen steht. Es besteht eine Evidenz, die die Beziehung zwischen der Immunität, dem Verfall der Zellen und der Regeneration suggeriert. Der Mensch ist aus vielen Zellen gebaut, die in das Wirken des psychologischen Systems integriert sind. Die immunologische Theorie des Alterns wird auf zwei verschiedene Komponenten konzipiert.(26,28) Die eine ist mit der Alteration in der "Abwehr" verbunden, die andere zentriert sich auf die Vermehrung der autoimmunen und autoaggressiven Prozesse. Demzufolge ist im fortgeschrittenen Alter die immunologische Abwehr (die humoral und zellulär vermittelte) wesentlich vermindert und bildet einen günstigen Nährboden für die Entwicklung von autoimmunen Krankheiten. Zwei Konzepte begünstigen diese Krankheiten: Die Mutation der Lymphozyten und die immunologische Hyperaktivität. In diesem Fall hat die erkrankte Person eine selektive immunologische Defizienz und ist genetisch nicht imstande, dem be-

stimmten Antigen Antwort zu geben. Im hohen Lebensalter, bei nicht genügender Anzahl der Killer-Zellen und bei eigenen Antikörpern, die als zerstörtes
Gewebe Antigene erzeugen, wie auch bei nicht gere-
geltem Verhältnis von B-Zellen zu T-Zellen, können
viele Krankheiten vorkommen, ja sogar ihren Charakter verändern.(24,28) Deshalb glaube ich, daß bei
den autoimmunen Krankheiten die eigenen Antikörper
große Folgen für das Auftreten der degenerativen
Krankheiten haben und daß sie den Verlauf der
Krankheit beschleunigen, hier der zervikalen Spondylose und des Zerviko-Brachial-Syndroms. Ich muß
noch anführen, daß die autoimmune Krankheit von
charakteristischen Veränderungen im retikuloendo-
theliosen System begleitet wird (Milz, Lymphknoten,
Thymus); da aber gerade dieses System für die immunologischen Reaktionen im Organismus zuständig ist,
halte ich es für einen der wirksamsten Faktoren bei
der Entwicklung der autoimmunen Krankheiten.(24,27)

3.5   Therapeutische Möglichkeiten

In allen Fällen der beiden hier behandelten Krankheiten habe ich die Immuntherapie mittels des Gesamten Thymusextraktes angewandt, und zwar paren-

teral im Laufe von 3 Wochen. Der Gesamt-Thymusex-trakt wurde in Spritzen von 5, 10 oder 20 ml fünf-mal die Woche verabreicht. Nach einer Pause von 6 Monaten erfolgte die zweite Serie der Thymusthera-pie.

Das Resultat der Behandlung mit THX war eine we-sentliche Verbesserung der Symptome, besonders bei der sensoradikulären Myelopathie, bei der Besserun-gen bis zu 75 % nachgewiesen werden konnten. Die Erkrankten klagten nicht mehr über Schmerzen im Nacken, in den Schultern und Armen und hatten keine Parästhesie mehr in den oberen Extremitäten. In den schon fortgeschrittenen Fällen der klinisch manife-sten zervikalen Spondylose, besonders in denen der Quadriparese, wurde die Thymustherapie 6 Wochen lang angewandt. Hier kam es zu wesentlichen Verbes-serungen des Bildes im Sinne einer verringerten Progredienz der klinischen Symptome und einer Ver-hütung von Invalidität.

Es war eine Behandlung von 2 Jahren gerechtfertigt, weil die Krankheiten an sich einen chronisch pro-gredienten Verlauf nehmen, der in 5 bis 10 Jahren zur Invalidität führen kann. Während dieser zwei Jahre gab es keinen Fall eines Rezidivs der klinischen Manifestation des schmerzhaften Zerviko-Bra-chial-Syndroms. Der Erfolg der dargestellten Be-handlung beläuft sich auf 80 bis 90 %. Es gab keine unerwünschten Reaktionen außer gewissen lokalen in 5 bis 10 % der Fälle. Alle Erkrankten wurden in den 2 Jahren in der Ambulanz meines Instituts behandelt und kontrolliert. Im Laufe der Behandlung habe ich die immunologischen Parameter beobachtet, die schon nach 3 Wochen eine Tendenz der Normalisierung der immunologischen Funktionen bei diesen Erkrankten aufwiesen. Durch die Thymus-Therapie kam es zu kei-ner Allergie oder zu Anzeichen einer Überdosis. Ich achtete auf Kontraindikationen, z.B. Blutungen, Koagulopathie sowie das Verabreichen von antikoagu-lativen Mitteln, Salizylaten, Kortisonen und die Gravidität.

Man kann feststellen, daß nach dieser langfristigen Therapie der zentrale und mittlere Kreislauf (Herz, Gehirn, Niere) verbessert wurde und es dadurch zu einer merklich besseren Zirkulation im Rückenmark sowie gleichzeitig zu einer Verminderung und Pro-gredienz der Symptome des Zerviko-Brachial-Syndroms kam. Außerdem hatten sich die defizienten und ge-störten immunologischen Funktionen der Erkrankten im fortgeschrittenen Alter normalisiert.

3.6   Zusammenfassung

Die Bearbeitung von 1.076 Fällen des schmerzhaften
Zerviko-Brachial-Syndroms ergab, daß bei der Entwicklung dieser Krankheit folgende Faktoren eine
wesentliche Rolle spielen: Vaskuläre, kongenitale,
biomechanische und traumatische. Gegenseitiges Einwirken aller dieser Faktoren kann die Entwicklung
des häufigsten klinischen Syndroms der zervikalen
Spondylose beeinflussen, die sich im schmerzhaften
Zerviko-Brachial-Syndrom manifestiert. In neuester
Zeit lenkt man die besondere Aufmerksamkeit auf den
vaskulären Faktor als wesentlichsten bei der neurologischen Manifestation des schmerzhaften Zerviko-
Brachial-Syndroms. Im fortgeschrittenen Alter bildet der vaskuläre Faktor oft die Ursache der klinischen Symptomatologie dieses schmerzhaften Syndroms. Dabei muß beachtet werden, daß es sich um
Erkrankte handelt, die schon an Arteriosklerose
leiden oder ischämische Herzerkrankungen aufweisen.
Der vaskuläre Faktor, der Blutdruck, die Tätigkeit
des Herzens und der Zustand des mittleren Kreis-
laufs haben Einfluß auf die Entwicklung der klinischen Symptomatologie des schmerzhaften Zerviko-
Brachial-Syndroms.

Heute betrachtet man das schmerzhafte Zerviko-Brachial-Syndrom als ein besonderes klinisches Syndrom und nicht wie früher als eine Folge der Arteriosklerose. In allen Fällen des schmerzhaften Zerviko-Brachial-Syndroms hat die Behandlung mit Gesamt-Thymusextrakt wesentliche Resultate in bezug auf die klinischen Symptome erbracht, und zwar in 80 bis 90 % der Fälle. Besonders wirkungsvoll erwies sich diese immunologische Therapie mit THX auf die Zirkulation des Rückenmarks und führte zu einer ersichtlichen Besserung des Bildes. Deshalb sollte man in Zukunft dem vaskulären Faktor und der immunologischen Therapie mit Thymusextrakt besonderen Wert beimessen, und zwar sowohl bei der Vorbeugung und Behandlung als auch in der Rehabilitation des schmerzhaften Zerviko-Brachial-Syndroms.

3.7   Graphische Auswertung meines Erfahrungs-
      materials

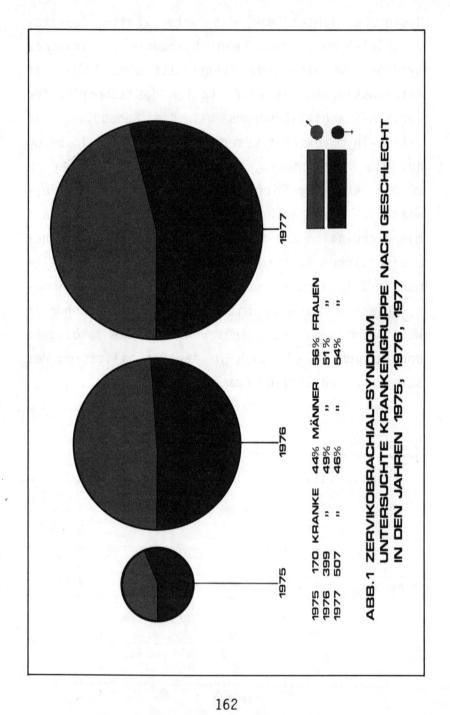

ABB.1 ZERVIKOBRACHIAL-SYNDROM
UNTERSUCHTE KRANKENGRUPPE NACH GESCHLECHT
IN DEN JAHREN 1975, 1976, 1977

		MÄNNER	FRAUEN
1975	170 KRANKE	44%	56%
1976	399 ,,	49% ,,	51% ,,
1977	507 ,,	46% ,,	54% ,,

162

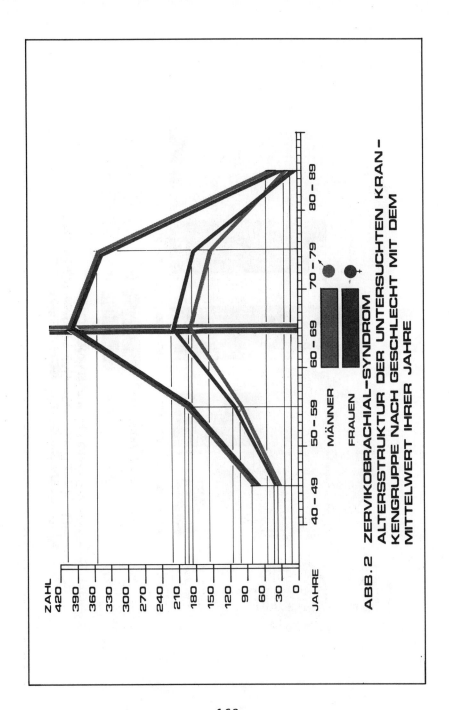

ABB.2 ZERVIKOBRACHIAL-SYNDROM
ALTERSSTRUKTUR DER UNTERSUCHTEN KRAN-
KENGRUPPE NACH GESCHLECHT MIT DEM
MITTELWERT IHRER JAHRE

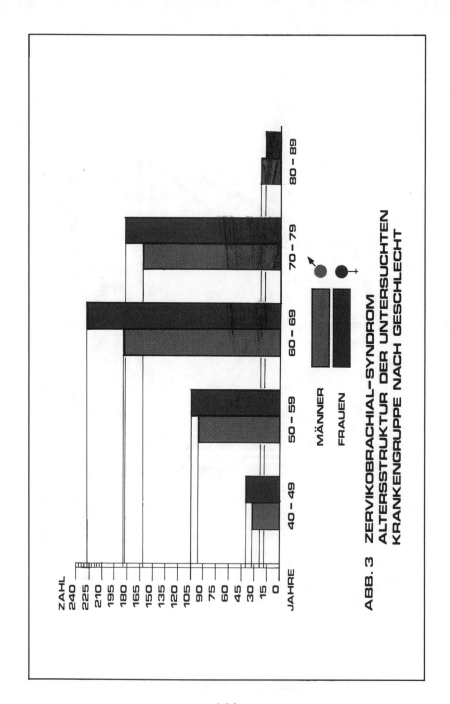

ABB. 3   ZERVIKOBRACHIAL-SYNDROM
ALTERSSTRUKTUR DER UNTERSUCHTEN
KRANKENGRUPPE NACH GESCHLECHT

164

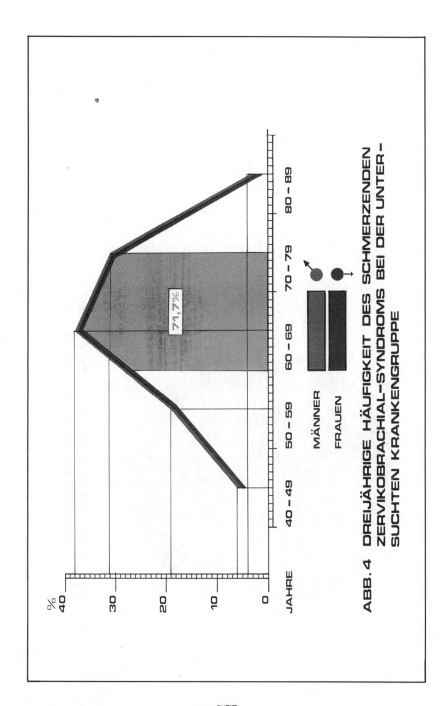

ABB. 4 DREIJÄHRIGE HÄUFIGKEIT DES SCHMERZENDEN
ZERVIKOBRACHIAL-SYNDROMS BEI DER UNTER-
SUCHTEN KRANKENGRUPPE

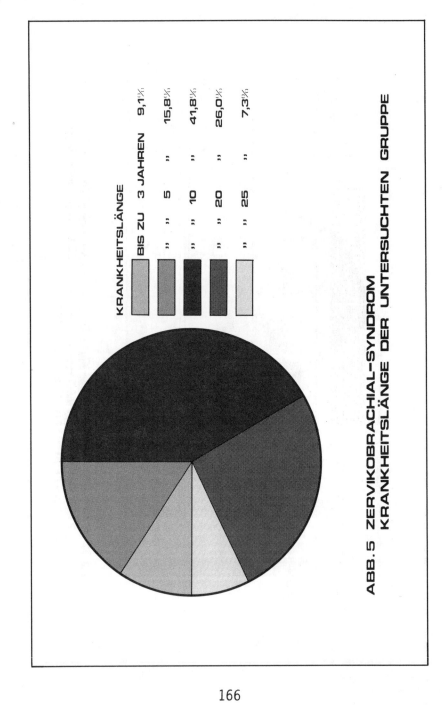

KRANKHEITSLÄNGE

BIS ZU 3 JAHREN		9,1%
" " 5 "		15,8%
" " 10 "		41,8%
" " 20 "		26,0%
" " 25 "		7,3%

ABB.5 ZERVIKOBRACHIAL-SYNDROM
KRANKHEITSLÄNGE DER UNTERSUCHTEN GRUPPE

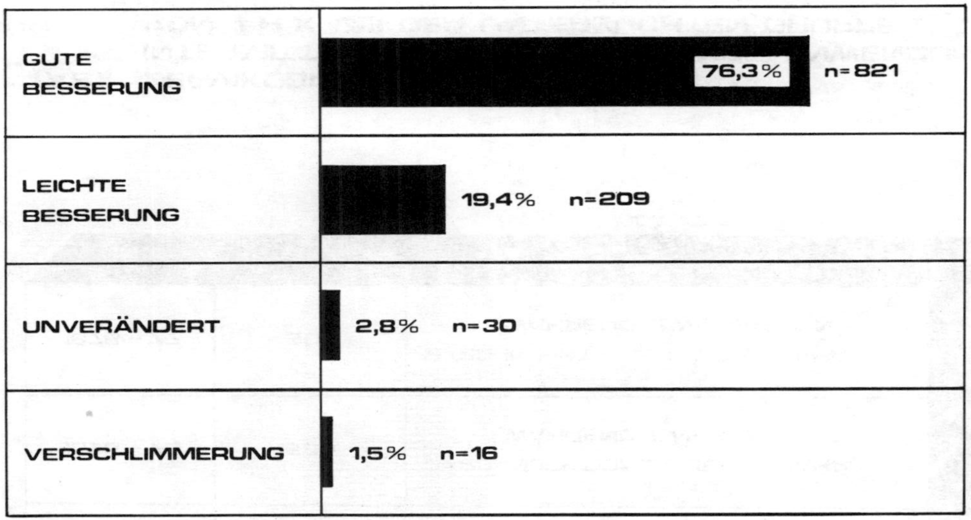

GUTE BESSERUNG 76,3% n=821

LEICHTE BESSERUNG 19,4% n=209

UNVERÄNDERT 2,8% n=30

VERSCHLIMMERUNG 1,5% n=16

ABB.6 THERAPIEERGEBNIS DER VERWENDUNG VON T H X BEI DEM ZERVIKOBRACHIAL-SYNDROM

167

JAHR	KRANKEN-ZAHL	ERHALTUNGSDOSIS
1975 – 76	569	2×20 INJEKTIONEN JEDES JAHR WÄHREND EINES JAHRES
1976 – 77	507	2×20 INJEKTIONEN JEDES JAHR WÄHREND ZWEI JAHREN

TAB. ZERVIKOBRACHIAL–SYNDROM INTERMITTIERENDE, KONTINUIERENDE ANWENDUNG VON T H X BEI DER UNTERSUCHTEN GRUPPE

3.8 Literatur

(1) BRAIN, W.R., NORTHFIELD, D., WILKINSON, M.: J. Neurol. 75, 187, 1952

(2) ZÜLCH, K.J.: Zbl.allg.Path. 90, 402, 1953

(3) WILKINSON, N.: J.Neurol. 83, 589, 1969

(4) SPILLANE, J.D., LOYD, G.H.T.: Neurol. 75, 177, 1952

(5) ROBINSON, P.K., CLARKE, E.: J. Neurol. 79, 483, 1956

(6) JELLINGER, K.: Rev. Neurol. 106, 666, 1962

(7) PUSCARIC, N.: Neuropsihijatrijy 15, 49, 1967

(8) MASSON, R.: Rev.Neurol. 85, 400, 1951

(9) EPSTEIN, J., EPSTEIN, B.: Arch. Neurol. 8, 307, 1963

(10) KUHLENDAHL, H., FELTON, H.: Dtsch. Z. Chir. 283, 86, 1956

(11) NUGENT, N.: Neurology 14, 62, 1964

(12) SANDER, W.: Dtsch.Z.Nervenhk. 17, 369, 1900

(13) DIECKMANN, H.: Internist 7, 94, 1966

(14) LAZORTHES, G., AMARAL-GOMES, F., BASTIDE, G., COMPAN, L., ESPANA, J., GAUBERT, J., POULHES, J., RONLEAN, J.: Vascularisation et circulation cerebrales, Masson, Paris 1961

(15) SCHNEIDER, R.: J.Neurosurg. 18, 348, 1961

(16) KAHN, E.: Neurosurg. 4, 191, 1947

(17) FRYKHOLM, R.: J.Neurosurg. 4, 403, 1947

(18) SCHMORL, G.: Fortschr. Röntgenstr. 40, 629, 1929

(19) HÖÖK, O., LIVDALL, H., ASTRÖMI, K.F.: Neurology, Minn., 10, 834, 1969

(20) KUTTNER, H.P.: Arb. Neurol. Ins., Wien, 30, 247, 1928

(21) NEUMAYER, F.: Z.Nervenhk. 11, 1955

(22) ANDRAE, R.: Beitr.path.Anat. 82, 464, 1929

(23) ALAJOUANINE, T., PETIT, DUTAILLIS, P.: Pr. med.38, 1657-1749, 1930

(24) FORD, C.E., MICKLEM, H.S., EVANS, E.P., GRAY, J.G., OGDEN, D.A.: The inflow of bone marrow cells to the thymus: studies with part body irradiated mice injected with chromosome marked bone marrow and subjected to antigenetic stimulation, Annals of the New York Academy of Science, 129, 283-296, 1966

(25) GOLDSTEIN, A.L. u.a.: Use of thymosin in the treatment of primary immunodeficience diseases and cancer, Med.Clin.N.Amer. Vol. 60, 3, 1976

(26) SANDBERG, E.: "THX", Schweden 1968

(27) PESIC, M.: Erfahrungsheilkunde 26, 521, Heidelberg 1977

(28) MARTIN, E., JUNOD, J.P.: Gerontologie,Masson, Paris - New York - Barcelone - Milano 1977

4. MULTIPLE SKLEROSE

4.1 Die Behandlung mit Fötal-Zellsuspensionen, aktiviert mit THX

Der Multiplen Sklerose gilt heute das besondere Interesse der medizinischen Wissenschaft und somit auch der modernen Immunologie. Sie wurde zum ersten Mal von Curveihuier(1835) und Carswell(1938) beschrieben, und seither sind dieser neurologischen Krankheit zahlreiche wissenschaftliche und klinische Arbeiten gewidmet worden. Trotz allem gehört die Multiple Sklerose bis zum heutigen Tage zu den Erkrankungen, deren Ätiologie, Pathogenese und in Verbindung damit auch deren Therapie und Prävention noch ungelöst sind. Die Tatsache, daß das klinische Bild der Multiplen Sklerose bei verschiedenen Menschen unter verschiedenen Bedingungen zutage tritt, beweist, daß es sich höchstwahrscheinlich um eine Erkrankung handelt, bei der zahlreiche ätio-pathogenetische Faktoren dasselbe pathologisch-anatomische Bild des disseminierten Herdes der Demyelinisation im zentralen Nervensystem abgeben.

Die Multiple Sklerose wird als ein besonderes pathologisch-anatomisches, klinisches Syndrom(1,3,14) aufgefaßt, was experimentelle Forschungen über die verstreuten Demyelinisationen im zentralen Nervensystem beweisen. Die Herde der Demyelinisation kann man sowohl in der grauen als auch in der weißen Substanz längs des gesamten zentralen Nervensystems auffinden, wobei die graue Substanz doch seltener angegriffen wird.

Remission und Exazerbationen der klinischen Symptome hängen von dem Grad der Demyelinisation der Zellen ab, die im Einzelfall variabel und von verschiedener Intensität sind.

Da die Ätiopathogenese dieser Krankheit nicht klar ist, hat man verschiedenen ätiologischen Mechanismen bei Entstehen der Herde der Demyelinisation im zentralen Nervensystem Aufmerksamkeit geschenkt. Ätiologische Möglichkeiten wurden hinsichtlich infektiver und vaskulärer Faktoren betrachtet, ebenso aber degenerative, metabolische, allergische, hormonale und Virus-Faktoren erwogen.

In der neueren Zeit messen die meisten Autoren der autoimmunen Reaktion des Organismus große Bedeutung zu. Dabei kommt es im immunologischen System zu Störungen, weil die Antikörper des Organismus das

Gewebe des "eigenen" Körpers angreifen und den schon bekannten Prozeß der autoimmunen Reaktion hervorrufen. Neben dieser Theorie diskutiert man auch die Wirkung der sogenannten "langsamen Viren", die erst längere Zeit nach ihrem Eindringen in den Organismus das schwere Krankheitsbild hervorrufen. Demnach fußt die neueste Meinung über die Ätiopathogenese der Multiplen Sklerose auf einer Kombination des autoimmunen Prozesses und der Wirkung der langsamen Viren.

Es muß noch betont werden, daß manche Autoren bei der Ätiopathologie dieser Krankheit der konstitutionellen Veranlagung, d.h. dem familienbedingten Ursprung dieser Krankheit, große Bedeutung einräumen.(4,5) Störungen des Metabolismus und der Ernährung konnten nicht als kausale Faktoren der Erkrankung nachgewiesen werden. Verstreute Herde der Demyelinisation fand man nach der Tollwut-Impfung bei Enzephalomyelitis vor; sie wurde aber auch durch verschiedene Enzyme, durch Anoxie, Intoxikation mit CO, Zyankali, Barbiturate, Tetanustoxine und durch Ölemulsion hervorgerufen. Das Brucknersche myeloitische Ferment(1), das im Serum der an Multipler Sklerose Erkrankten gefunden wurde, konnte mittels späterer präziser Labormethoden nicht nachgewiesen werden.

173

Oft ist über die allergische Ätiologie der Multiplen Sklerose gesprochen worden, weil man mittels verschiedener Allergene das Bild der disseminierten Enzephalomyelitis verursachen konnte. Das Studium der MS-Ätiologie von der bakteriologischen Seite her ist ebenfalls sehr schwer. Bis heute konnte man weder mittels Kulturen noch durch Übertragung auf Tiere Organismen isolieren, die für das Entstehen dieser Krankheit verantwortlich wären. Die Spirochaeta pallida, die mittels Silber-Imprägnation isoliert wurde, kann als Artefakt betrachtet werden.

4.2   Eigene Beobachtungen

Hier möchte ich die Resultate, die aufgrund der Beobachtung von an Multipler Sklerose Erkrankten gewonnen wurden, darlegen. Sie sind im Institut für Gesamte Thymusforschung in Bad Harzburg in der Zeitspanne von 1975 bis 1978 gewonnen worden. Es waren insgesamt 17 Patienten (10 Frauen und 7 Männer). Die Altersstruktur kann aus der graphischen Darstellung ersehen werden. Die Erkrankung begann im Alter von 20 bis 40 Jahren; die Zahl der Erkrankten im fortgeschrittenen Alter war geringer. Das Durchschnittsalter betrug 28 Jahre. In bezug auf das Geschlecht überwog die Zahl der Frauen.

Der klinische Verlauf der Krankheit zeigt in 80 % der Fälle Exazerbationen und Remissionen, während der Rest von 20 % einen chronisch progredienten Verlauf nahm. Die durchschnittliche Dauer der Behandlung mit komplementärer immunpotenzierender Therapie (KIT) betrug 46 Tage, wobei für den einzelnen Patienten die Behandlungsdauer variierte und vom Krankheitsbild abhängig war.

Die am häufigsten vertretenen klinischen Formen der Multiplen Sklerose ergeben sich aus der Tabelle 1.

Aufgrund des Studiums meines Erfahrungsmaterials bin ich zur Schlußfolgerung gekommen, daß die retrobulbäre Neuritis und das spinal-zerebrale Bild der Krankheit meist bei jüngeren Patienten vorkommen und ein längeres Remissions-Intervall (4 bis 7 Jahre) haben, im Unterschied zu anderen klinischen Syndromen, bei denen die Phase der Remission in den meisten Fällen höchstens 3 bis 4 Jahre dauert und schnell zur Invalidität führt, z.B. bei den 5 progressiven spinalen Syndromen.

4.3   Immunologische Betrachtungen

In jüngster Zeit vertritt eine größere Zahl von Autoren die Meinung, daß die Multiple Sklerose eine autoimmune Reaktion des Organismus sei, d.h., daß die Antikörper und Makrophagen das Myelin angreifen. Jedenfalls handelt es sich dabei um einen gestörten immunologischen Status des Organismus. Immunologische Forschungen beruhen auf Erkenntnissen, die an Versuchstieren in fünfzehnjähriger klinischer Erfahrung gewonnen wurden. Das Hauptaugenmerk wurde darauf gerichtet, ob der veränderte immunologische Status des Organismus das "primum movens" der Multiplen Sklerose sei. Es stellt sich die Frage, ob diese Prozesse von Dauer sind oder sich ändern und mit der Zeit verschwinden. Aber die longitudinalen Forschungen geben keine Antwort hierauf. Wenn diese Störungen eine latente Neigung zum immunologischen Zusammenbruch im Organismus darstellen, werden sie mit der Zeit sichtbar; sie sind auch die Ursache der Rezidive des klinischen Bildes der Multiplen Sklerose.

Welches Resultat dieser autoimmune Prozeß erbringt, wird der Ablauf der Krankheit erweisen, der wiederum von der Progredienz der angegriffenen Bereiche (in diesem Fall des Myelins) abhängt. Nach dieser autoimmunen Reaktion des Organismus wird sich auch die Prognose der Multiplen Sklerose stellen. Möglich ist auch, daß bei dieser autoimmunen Krankheit ein variabler Prozentsatz von Ig-positiven Lymphozyten besteht, die eigentlich lymphoide Zellen mit Antikörpern auf ihrer Oberfläche darstellen. Die schwindende Kontrolle der T-Zellen kann durch das Erscheinen der Antikörper erklärt werden, die eine autoimmune Wirkung aufweisen.(5) Deswegen wird der Kontrollmechanismus über die Differenzierung der B-Zellen und der Synthese der Antikörper gestört. Bis heute ist diese Frage aber noch ungeklärt. (6,7,8,9,10)

Es gibt 2 Hauptmechanismen, die zur autoimmunen Reaktion des Organismus, d.h. zum Aktivieren des Lymphgewebes gegen das eigene Gewebe, führen:

1. Das Gewebe ist in der antigenen Struktur pathologisch verändert, oder es war von Geburt an sequestiert und ist somit für den Immunapparat neu-antigen.

2. Einige Klone der Lymphozyten sind verändert, führen somit zum Zusammenbruch der immunologischen Toleranz und greifen das eigene Gewebe an.

In letzter Zeit wird der Alteration der Lymphozyten selbst eine bestimmte Bedeutung beigemessen. Tatsächlich können nämlich gestörte immunologische Funktionen im Organismus, die durch verschiedene Krankheiten verursacht wurden, zur Immunstimulation der Antikörper führen, und zwar wegen mangelnder Anzahl von T-Killer-Lymphozyten; die eigenen Antikörper erscheinen als zerstörtes Gewebe, das Antigene erzeugt. Die ungenügende Regulation der B-Lymphozyten durch die Kontroll-T-Lymphozyten führt ebenfalls zur immunologischen Reaktion des Organismus.

4.4   Methode

Auf der Suche nach einer effektvollen Immuntherapie bin ich von einigen Erfahrungen mit Thymusextrakt nach Dr. Sandberg und organspezifischen, xenogenen, fötalen Zellsuspensionen nach Prof. Niehans ausgegangen.

Ich habe gerade die Multiple Sklerose (MS) für meine komplementäre immunpotenzierende Therapie (KIT) gewählt, weil bei dieser immundefizienten Erkrankung die Anwendung von THX und organspezifischen, fötalen Zellsuspensionen eine sehr positive Wirkung gezeigt hat. Bekannt ist, daß die Anwendung von organspezifischen, xenogenen, fötalen Zellsuspensionen bei MS in vielen Fällen erst nach 3 bis 6 Monaten zur Besserung führt. Ich wollte die immunitätsansteigende Tendenz des Organismus gleich von Anfang an in eine gute Position bringen und habe beide Prinzipien - einmal das der positiven Wirkung von Gesamt-Thymusextrakt und zum anderen der organspezifischen, fötalen Zellsuspensionen - zusammen ausgenutzt.(11,12,13)

Bei einem Patienten-Kollektiv, das ich über 3 Jahre beobachtete, wurde eine komplementäre immunpotenzierende Therapie (KIT) angewandt. Es handelte sich um 10 weibliche und 7 männliche Patienten zwischen 25 und 53 Jahren. Die Erkrankungsdauer der behandelten Patienten betrug im Durchschnitt 28 Jahre.

Therapeutisch ging ich davon aus, schnell eine Immunität durch Anwendung von Gesamt-Thymusextrakt (hergestellt in meinem Labor) zu erzeugen. Im Anschluß an die durchgeführte Behandlung mit Gesamt-Thymusextrakt habe ich organspezifische, xenogene Fötal-Zellsuspensionen (tiefgefrorene Zellsuspensionen)* von folgenden Organen gespritzt:

---

* Firma FRIGOCYT, Hamburg

Placenta-Bindegewebe, Leber, Großhirnhemisphäre, Thalamus, Hypothalamus, Zwischenhirn, Medulla, Oblongata, Nerven, Muskulatur, Knochenmark, Thymus, Hypophyse, Milz, Testis oder Ovarium (geschlechtsspezifisch).

<u>Spritzdauer:</u> Drei Wochen lang täglich 10 ml THX. Im Anschluß an die Gesamt-Thymusextrakt-Behandlung wurde eine einmalige Zellimplantation à 500 mg von 15 einzelnen Injektionen tief subkutan in die Bauchdecke durchgeführt. Ich habe beobachtet, daß die Patienten die Zellimplantation sehr gut vertrugen. Sie zeigten keine Nebenreaktionen. Die meisten Besserungen, die innerhalb der 3 Wochen eingetreten waren, blieben auch in der nächsten Woche bei 7 Patienten bestehen; bei 10 Patienten kam es zu einem leichten Rückfall, der bis zu 4 Wochen andauerte. Aber danach hielten die Besserungen in bezug auf Spastizität, Urinieren, Bewegung und Allgemeinbefinden bedeutend länger an als bei früheren Erfahrungen mit der Einzelmethode.

Ein Hindernis bei meiner Arbeit und dem Versuch, eine komplementäre immunpotenzierende Therapie (KIT) zu erforschen, besteht darin, daß in der Medizin der für andere Wissenschaften keineswegs übliche permanente Austausch zwischen Theorie und Praxis nicht synchron vonstatten geht.

In der Praxis hat sich mein Versuch der komplementären immunpotenzierenden Therapie bewährt. Es sind aber sicher noch viele Hürden zu nehmen, um meinen Praxiserfolg theoretisch zu klären. Mein Bestreben geht dahin, diese Diskrepanz durch weitere Forschungen zu beheben, und ich plädiere wie viele andere dafür, daß wir zum Wohle und Heile des Menschen, des Maßes aller Dinge, weiterforschen.

Meine Beobachtungen, die sich über 3 Jahre erstrekken, sind ermutigend; ich sehe eine Ausweitung meiner immunpotenzierenden Therapie auch auf andere Krankheiten voraus, und zwar sowohl bei chronischen als auch bei immundefizierenden Krankheiten.

4.5   Graphische Auswertung meines Erfahrungs-
       materials

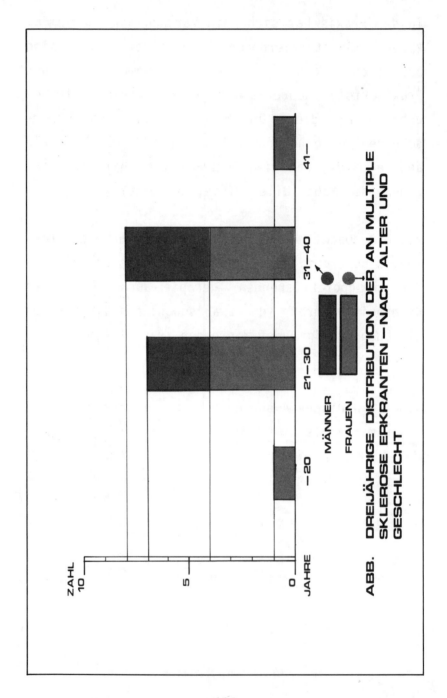

ABB. DREIJÄHRIGE DISTRIBUTION DER AN MULTIPLE
SKLEROSE ERKRANTEN – NACH ALTER UND
GESCHLECHT

KLINISCHE FORMEN	KRANKENZAHL	%
CEREBRALE	1	5,9
SPINALE	9	53,0
SPINO CEREBRALE	6	35,2
RETROBULBÄRE NEURITIS	1	5,9
GESAMT	17	100,0

TAB. KLINISCHE FORMEN DER MULTIPLE SKLEROSE BEI DEN IM INSTITUT FÜR GESAMTE THYMUSFOR- SCHUNG BEHANDELTEN ERKRANKTEN

4.6   Literatur

(1)   BOECHTEL, G.: Differentialdiagnose neurolo-
       gischer Krankheitsbilder, Stuttgart 1963

(2)   ACHAPIRA, K., POSKAZER, D., MILLER, H.: Brain
       86, 315, 1963

(3)   BINOY, G., CHAKRAVORTY, M., FREESE, F.: Arch.
       Neurol. 14, 58, 1966

(4)   KURLAND, L., NEWMAN, H.: California Med. 99,
       391, 1953

(5)   TEAGUE, P.Q., YNIS, E.J., RODEY, G., FISH,
       A.J., STUTMAN, O., GOOD, R.A.: Autoimmune
       phenomena and renal disease in mice: role of
       thymectomy, aging, and involution of immuno-
       logic capacity, Laboratory Investigation 22,
       121-130, 1970

(6)   ALLISON, A.C., DENMAN, A.M., BARNES, R.D.:
       Cooperating and controlling functions of thy-
       mus-derived lymphocytes in relation to auto-
       immunity, Lancet, 135-140, 1971

(7)   MORRISON, L.: Arch.Neurol.Psychiat. 58, 391,
       1947

(8)   MACKAY, R.: Nerv.Ment.Dis.Proc. 28, 150, 1950

(9)   MC ALPINE, D.: Lancet, br.1, str. 1033, 1955

(10)   WALLACE, W., TOURTELLOTTE, M., ARMIN, F.,
       HAERER, M., ARBOR, A.: Arch.Neurol. 12, 536,
       1965

(11) LJUMANOVIC, LOVRENCIC, M.: Neuroloske manifestacije cervicalne spondiloze u odmakloj zivotnoj dobi, simpozijalne teme, Zbornik radova 3, kongrese neurologa i psihijatara Jugoslavije, str. 245, 1968

(12) PESIC, M.C.: Erfahrungsheilkunde 26, 520 - 522, 1977

(13) PESIC, M.C.: Biologische Medizin 2, 51 - 54, 1978

(14) BAUER, H.J.: MS-Ratgeber, Gustav Fischer Verlag, Stuttgart - New York 1979

5. EPILEPSIE

5.1 Biologisch-komplementäre immunpotenzierende Behandlung

Die Epilepsie bezeichnet man in der Medizin als einen neurologischen Zustand, der durch paroxymale Episoden bei der abnormalen Funktion der Hirnrinde charakterisiert wird.(1,2) Die Episoden sind in der Regel reversibel. Die moderne experimentelle Neurophysiologie sagt, daß der epileptische Anfall "ein abnormales, exzessives elektrisches Ausbrechen der Neurone" darstellt.

Nach den Berichten der Weltgesundheitsorganisation aus dem Jahre 1977 werden 3 Modelle herausgestellt. (3) Das erste Modell ist das der Antiholyn-Esterase, das zweite das des Vitamin B_6-Mangels und das dritte das des strophantinischen G-Modells. Bedeutsam ist die Depolarisation der Zellmembrane bei der Entwicklung des Anfalls. Sie verursacht eine vermehrte Menge der Kalium-Ionen im extrazellulären Raum; die exzessive Depolarisation äußert sich im epileptischen Anfall. Diese Veränderungen verursachen die Unausgeglichenheit der Ione und einen gestörten Transport der biogenen Amine (der Trans-

mitter). Diese Störung führt zur spontan paroxyma-
len Erscheinungsform (dem Entstehen) des epileptischen Neurons.

Auch andere Faktoren können als epileptogen angesehen werden, z.B. die Rolle des zyklischen Adense-
Monophosphates, die in der Folge eine stärkere
Zellantwort (verstärkte Erregbarkeit) erzielt.(1,2,
4)

Immer mehr Aufmerksamkeit wird heute auf die Rolle
der Astroglie gerichtet, nämlich in welchem Maße
sie eine vermehrte Menge der außerhalb der Zelle
befindlichen Konzentration der Kalium-Ione, die im
Laufe der neuralen Aktivität befreit werden, besei-
tigt.

Forschungen über Epilepsie sind mit den grundlegen-
den Forschungen CNS bzw. der isolierten Nervenzelle, des Neurons, sehr eng verbunden. Die Größe des
Membranpotentials beträgt 60 bis 70 Millivolt. Sie
unterliegt sowohl äußeren als auch inneren Einflüs-
sen.(1,2,3,5)

Drei Faktoren können diese Beziehungen ändern:

1. Allgemeine und metabolische Faktoren, die zur Fluktuation im Membranenpotential führen.

2. Der Faktor der Exzitation der Membrane, bedingt durch äußere supraliminare Reize. Dieser Prozeß ist an den aktiven Transport der Ione K^+ und NA^+ gebunden. Das Resultat ist die Depolarisation der Membrane.

3. Als wichtigster Faktor der Kontakt auf die Synapsen. Die Synapsis ist die funktionale Verbindung zweier Nervenzellen.

Die Übertragung der Impulse von einer Nervenzelle auf die andere wird mittels der chemischen Substanzen oder der sog. Neurotransmitter - von denen Azetylikolin (Exzitation) und Gamma-Aminosäure (Inhibition) am bekanntesten sind - durchgeführt. Durch die Einwirkung der Neurotransmitter entstehen postsynaptische Potentiale, die zur Verminderung des Membranenpotentials führen und die Depolarisation der Membrane zur Folge haben können. Synapsen gibt es in folgender Art: axo-somatisch, axo-dentrisch und axo-axonisch.(1,2,3,6)

Elektrographisches Muster des epileptischen Neurons ist eine Spitze, die die iktale Phase des tonischen

Krampfes anzeigt. Mikrophysiologische Analysen weisen auf die Bildung einer epileptischen Aktivität hin, die durch die extreme Tendenz der Depolarisation der Synapsis bedingt wird.(1,2)

Auch sekundäre Herde oder "mirror" Fokusse sind möglich, die durch das anschließende Heraustreten aus dem primären Herd bedingt sind - per continuitem. Diese sekundären Herde können sich unabhängig vom Einfluß der Primärherde bilden. Heute meint man, daß epileptische Anfälle nicht Resultate einer strukturellen Beschädigung des Nervensystems sind, sondern daß sie als Symptome der funktionellen Störung im Mechanismus, der die Energie-Befreiung reguliert, entstehen, während der epileptische Paroxysmus eine Verschiebung in der Einteilung der Energie im Neuralsystem bewirkt. (1,2,6) Die Epilepsie stellt demnach keine nosologische Entität dar.

Das Gehirn eines kleinen Kindes in der Phase der anatomischen und funktionalen Maturität besitzt eine größere reaktive Fähigkeit als das Gehirn einer erwachsenen Person. Das klinische und bioelektrische Verhalten beweisen das. Die klinische Form des Anfalls bei den Kindern hängt nicht vom

Bedingungsfaktor (Mikro- oder Makro-Faktor), sondern vor allem von dem Ort innerhalb des Nervensystems und von der Intensivität des Hervortretens der veränderten Neurone ab.

Nach heutigen Erkenntnissen über Mechanismus, Pathophysiologie und Behandlungserfolg der epileptischen Anfälle unterliegt die Klassifikation der Epilepsie noch immer den Korrekturen und Ergänzungen.(1,2,7)

Die drei Hauptkriterien, nach denen sich heute die Epilepsie klassifizieren läßt, sind: Das klinische Bild, das Alter der Erkrankten und die Veränderungen im EEG.

5.2   Ätiopathogenese

Die Ätiologie der Konvulsionen bei Kindern hat mehrfache Ursachen.(6,8) Die häufigsten Ursachen sind:

1. Verletzungen bei der Geburt,
2. Metabolische Störungen,

3. Infektionen (Meningitis, Enzephalitis, Sepsis, Rubeola, Toxoplasmose),

4. Kongenitale zerebrale Mal-Formationen und

5. Kombinierte Ursachen (Phakomatose, Narkomanie der Mutter).

An erster Stelle steht im ersten Lebensjahrzehnt das Geburtstrauma, es folgen die kongenitalen und degenerativen Erkrankungen des Gehirns, weiter die idiopathische Epilepsie und Schädigungen, die durch die Okklusion der Blutgefäße des Gehirns verursacht sind.

Im zweiten Jahrzehnt steht die idiopathologische Epilepsie im Vordergrund.

Im dritten Jahrzehnt ist wiederum das Geburtstrauma Ursache für die Epilepsie, und zwar mit einem späten Eintritt, während die Neoplasmen wichtige Faktoren in diesem Lebensalter sein können.

In späteren Jahren kommt als Ursache neben dem Neoplasma noch die Arteriosklerose hinzu.

Kongenitale Mal-Formationen des Gehirns und der Blutgefäße werden als seltene ätiologische Faktoren der Epilepsie betrachtet. Die Vererbung spielt auch

eine gewisse Rolle bei einigen Fällen der idiopathischen Epilepsie. Es ist wahrscheinlich, daß
nicht die Epilepsie vererbt wird, sondern lediglich
die Empfindlichkeit, nämlich die niedrige Schwelle
für die Konvulsion.(8)

5.3   Pathologische Anatomie

Im Elektro-Enzephalogramm werden im Laufe des Anfalls synchrone und paroxymale Ausfälle von der
Gruppe der Nervenzellen gesehen, und zwar in der
Form von Spitzen, die durch eine langsame Welle der
Spitzen begleitet sind (Spitze-Welle-Komplex) - in
einer Serie -, und in langsamen Wellen einer langsamen Amplitude.(4,5) Diese synchronen Ausfaller-
scheinungen bei großen epileptischen Anfällen er-
weitern sich in Richtung Hemisphäre und gleichzeitig der Wirbelsäule. Dadurch entsteht der Krampf.
Eine allgemeine Müdigkeit und Verstörtheit des Erkrankten nach dem Anfall sind das eigentliche Zeichen des depressiven Zustands der Neuronen nach
ihrer extremen Aktivität.(5)

Die Ischämie des Gewebes, die durch die gestörte
Zirkulation während des Anfalls entsteht, führt zu

einem Verfall der Zellen der Ganglien, die später eine Gliom-Bildung verursachen.

Der Anfall hat auch eine Sklerose des Amonhornes zur Folge; früher sah man darin die Ursache der Epilepsie.

Der Druck des Inzisur-tentoriums auf diesen Teil des Gehirns schafft ischämische Veränderungen und die Gliose. Auch bei der temporalen Epilepsie kann ein solcher Befund festgestellt werden, der in diesem Fall keine Folge des Anfalls ist, sondern als Ursache im Laufe des Geburtstraumas oder des späteren Kopftraumas entstanden ist.(9,10)

Die Ischämie ist die Ursache der atrophischen Veränderungen im Gehirn, besonders im Kortex.

Beschädigungen und Entzündungen des Gehirns und die vaskuläre Läsion ergeben Narben (die Verwachsung der Rinde mit den Meningen), was wiederum symptomatische Epilepsien verursacht. Die Okklusionen der Blutgefäße führen zu Malazien und einer Resorption des Gewebes, wodurch Zysten entstehen.

Oft vergehen viele Jahre, bis der Herd epileptogen wird. Beschädigungen des Gehirns während der Geburt können erst nach fünf bis dreizehn Jahren die ersten Anfälle verursachen.

Das gewöhnliche beschädigte Gewebe des Gehirns und auch der Tumor sind keine epileptogenen Zonen. Das umgebende Gewebe, das verändert ist, wird als Herd aus den epileptischen Entleerungen stammen: Die sog. Epilepsie mit einem Herd, der sich in der Graumasse des Hirns, meist in der Hirnrinde, dem Sitz der Nervenzellen, befindet.(9,10) Heute nimmt man an, daß der epileptische Anfall nicht das Resultat einer strukturellen Beschädigung des Nervensystems ist, sondern ein Symptom der funktionellen Störungen im Mechanismus, der die Energiebefreiung regelt, während der epileptische Paroxismus eine gestörte Ordnung der Energie des neuronalen Systems bedeutet. (9,10)

5.4   Klinische Studien

Hier sollen die Ergebnisse der Behandlung der Epilepsie vorgelegt werden, die im Institut für Gesamte Thymusforschung in Bad Harzburg von 1975 bis

1978 gewonnen wurden, und zwar bei 249 an Epilepsie Erkrankten (125 weibliche und 124 männliche).

Das Durchschnittsalter der Kranken lag zwischen 10 und 11 Jahren - die generalisierende Epilepsie kam im Durchschnitt bei Sechsjährigen vor, die Epilepsie mit einem Herd bei Siebzehnjährigen.

Die meisten Patienten hatten ihre ersten Anfälle im ersten oder zweiten Lebensjahrzehnt.

Nach den klinischen Manifestationen der epileptischen Anfälle war die generalisierende Epilepsie, Grand mal, am häufigsten (in 114 Fällen).

Die Epilepsie-Kranken wurden im Institut durchschnittlich 5 Jahre beobachtet.

Die Anfälle manifestierten sich als Konvulsionen, Bewußtlosigkeit, gereizte Phänomene einiger Hirnteile und als Kombination dieser.

In allen Fällen ist der epileptische Anfall zum ersten Mal in den Anfangs-Lebensjahren aufgetreten. Als häufigster ätiologischer Faktor war das Geburtstrauma vorhanden; seltener waren es kongenitale und degenerative Erkrankungen des Gehirns.

Ich habe die Beobachtung gemacht, daß in den ersten zehn Lebensjahren das Geburtstrauma vorrangig ist. Darauf folgen die kongenitalen und degenerativen Erkrankungen, die idiopathische Epilepsie und zuletzt Beschädigungen, die durch die Okklusion der Blutgefäße im Hirn verursacht sind.

Im zweiten Jahrzehnt des Lebens sind Erkrankungen an idiopathischer Epilepsie vorherrschend, obwohl auch das Geburtstrauma nicht selten ist.

Nach meinem Instituts-Material und nach den anamnestischen und statistischen Angaben und auch nach dem Befund sind die ersten epileptischen Anfälle im ersten Lebensmonat auf Geburtstrauma (75 % der Fälle) zurückzuführen.

Dabei muß betont werden, daß das Geburtstrauma nicht nur durch mechanische Beschädigungen verursacht werden, sondern auch durch die Wirkung von Anoxie entstehen kann, die die Neuren des Hirns beschädigt.

Kongenitale Mal-Formationen des Hirns und der Gehirnblutgefäße werden zu den seltenen ätiologischen Faktoren bei der Epilepsie gezählt.

Die Enzephaliten waren bei meinen klinischen Fällen selten als Ursache der Epilepsie zu verzeichnen. Dagegen kamen die Okklusionen der Arterien häufig vor und verursachten meist langandauernde Konvulsionen vom fokalen Typ.

Es sei betont, daß das Erbgut in den Fällen der idiopathischen Epilepsie mitbedeutend war.

Symptomatische Epilepsien waren bei meinen Patienten selten; die erste Stelle nahm die Jackson-temporale Epilepsie mit aphasen Anfällen ein.

Bei meinen Patienten folgte in 10 % der Fälle dem Anfall eine besondere Gemütsstimmung, die mehrere Stunden oder auch Tage andauerte. Der Erkrankte war schlechter Laune, schlief schlecht und hatte Nacht-ängste, Kopfschmerzen, keinen · Appetit und wurde redselig und euphorisch.

Große epileptische Anfälle wurden in einigen Fällen generalisiert als fokale Anfälle.

Andere Formen der epileptischen Anfälle knüpften an den großen Anfall an. Gelegentlich kam der kleine Anfall auch vor dem großen, in vielen Fällen mit der "Aura" gleichzeitig. Hier muß betont werden, daß es vielfach Kinder mit abdominaler Sensation waren. Das ist verständlich, weil es sich bei Kindern um die idiopathische Epilepsie handelt.

Man kann feststellen, daß die großen Anfälle mit einem Prodom erscheinen, obwohl es auch Anfälle gab, die ganz plötzlich - ohne irgendwelche Vorzeichen - einsetzten.

Nach den epileptischen Anfällen fühlten sich die Patienten müde, gebrochen und verstört.

In 18 Fällen der temporalen Epilepsie fand ich nach dem Anfall Zustände der Verstörtheit mit dem Phänomen des Automatismus. Epileptische Anfälle traten bei meinen Patienten in wöchentlichen Intervallen oder auch täglich auf. Sie zeigten sich in unregelmäßigen Abständen, bei manchen am Tag, bei anderen in der Nacht, bei Dritten kombiniert tagsüber und nachts.

Kleine epileptische Anfälle meldeten sich bei meinen Patienten häufig Ende des ersten Lebensjahrzehnts und werden in die Gruppe der zentrizephalen Epilepsien eingereiht. In den meisten Fällen war dieses die einzige epileptische Manifestation, während bei einer kleineren Anzahl der Fälle diese Epilepsie in Kombination mit anderen Formen der Anfälle vorkam.

Die temporale Epilepsie und die tonischen Anfälle, die als Folge von organischen Erkrankungen des Gehirns entstanden sind, waren in meinen klinischen Fällen ebenfalls vertreten, manchmal gab es auch die idiopathische Epilepsie.

Bei allen diesen Patienten ist das klinische Bild der Epilepsie durch heteroanamnestische Angaben und durch den EEG-Befund nachgeprüft worden. Vorwiegend handelte es sich um diffuse disrhythmische Veränderungen am Gehirn; es gab jedoch auch sporadische Spitzen oder den Spitzen-Wellen-Komplex oder langsame Wellen in der temporalen Region. Der signifikante Befund des EEG bewahrheitete die Epilepsie und zeigte, daß sie paroximal war, eine schnelle Erscheinung und ein rasches Aufhören der Herdphänomene.

Psychische Veränderungen zeigten sich besonders bei der psychomotoren (temporalen) Epilepsie im Auftreten von Zorn, Streitlust, Mürrischsein, verlangsam-

tem Begreifen, gestörter Orientierung und Gedächt-
nisschwund.

Die Möglichkeit des Einsetzens von plötzlichen Anfällen bei meinen Patienten erforderte meine stän-
dige Aufmerksamkeit und Bereitschaft.

5.5 Diskussion

Alle meine Erkrankten kamen mit schon klinisch dia-
gnostizierter und durch EEG bestätigter Epilepsie
zur Behandlung, wobei auch die Heteroanamnese, die
Beschreibung der Augenzeugen der Anfälle, die In-
kontinenz im Laufe des Anfalls und die Amnesien in
Betracht gezogen wurden. Oft zeigten sich frische
oder verheilte Wunden am Gesicht und an der Zunge
meiner Patienten.

Ich achtete auch auf die Ursache der Epilepsie, die
größtenteils durch die Pneumenzephalographie bestätigt wurde. Für die Diagnose waren für mich vor allem die Veränderungen im EEG wichtig, obwohl in den
meisten Fällen das EEG außerhalb des Anfalls normal
war.

Wichtig für die Diagnose der Epilepsie waren die Veränderungen im EEG, und zwar der "Spitze-Welle-Komplex" von drei Zyklen in der Sekunde. Es sind ebenso die multiplen Spitzen isoliert worden, die auch den Verdacht auf Epilepsie bestätigen konnten. Für die Diagnose waren mir also die gut aufgenommene Heteroanamnese, das klinische Bild und der EEG-Befund von Bedeutung.

5.6   Immunologische Betrachtungen

In den letzten drei Jahrzehnten hat die Immunologie eine besondere Bedeutung in der modernen Medizin gewonnen und ist ein selbständiger und bedeutender Teil der Biologie geworden. Die neuen immunologischen Erkenntnisse und Errungenschaften erklären die Ätiologie und Pathogenesis vieler Erkrankungen, besonders aber die degenerativen, kongenitalen und idiopathischen Erscheinungen des Nervensystems wie auch der malignen Erkrankungen.

Durch die immunologische Betrachtungsweise, auch bei der Epilepsie, erklärt sich diese als Folge einer abnormen Funktion der Graumasse des zentralen Nervensystems; dabei kommt es auf die genetisch

programmierte immunologische Disfunktion der Zellen
im Organismus an.(11) Diese zellulare Immundefizienz führt zur Autoimmunität und mononuklearen
Expansion der lymphoiden und anderer Populationen.
Es ist verständlich, daß eine solche Immundefizienz
der Zellen genetisch vorprogrammiert ist und die
degenerativen, kongenitalen und idiopathischen Erkrankungen seit der frühesten Kindheit begleitet.
(12,13,14)

Wegen dieser immunologischen Disfunktion, die genetisch bedingt ist, kommt es zum Abfall der zellularen und humoralen Immunität, und dadurch werden
zahlreiche exogene Mikro-Organismen und Antigene im
Körper frei.(14) Die endogenen Mikro-Organismen
können sich als latente oder langsame Viren im Körper verbreiten und ein pathogenetisches Potential
bilden. Deshalb neigen Störungen der immunologischen Erscheinungen in der Kindheit als "primum
movens" zur Affektion im zentralen Nervensystem.
(15)

Experimentelle Untersuchungen an Tieren haben ergeben, daß die immunologische Reaktivität bei einem
Säugling schwächer ist als bei einem Erwachsenen.
Es hat sich gezeigt, daß die immunologische Wirkung
beim Säugling gleich dem beim Fötus ist.(14,16)

So besteht bei Föten wie auch bei Säuglingen eine sehr geringe immunologische Verteidigungskraft, die zellular wie auch humoral vermittelt wird. Dies bewirkt eine Zirkulation von spezifischen Antikörpern im Organismus sowie der Makrophagen, die die Nervenzellen - die Neurone - befallen. Nach den neuesten Erkenntnissen über die Ätiopathogenese der Epilepsie verursachen diese Antikörper die Depolarisation der Zellmembrane und führen zum spontanen paroximalen Entstehen des epileptischen Neurons. (16,17)

Auf diese Weise verläuft der autoimmune Prozeß im Nervensystem. Idiopathische Erkrankungen unterliegen besonders dem spezifischen autoimmunen Vorgang der Organe, in diesem Falle dem des zentralen Nervensystems. Die Ursache besteht in dem gestörten Gleichgewicht zwischen den T- und B-Zellen, die für den humoralen Schutz des Körpers verantwortlich sind.(11,12) Bei den Säuglingen kommt es zur Defizienz der immunkompetenten Population. Der Regenerierungsprozeß jeder Zelle ist für jedes Individuum genetisch bestimmt, wobei ein Schock, eine Krankheit oder andere Außenfaktoren diesen Zustand verändern können. Somit können verschiedene Antigene als Folge eines gestörten immunologischen

Systems in Erscheinung treten, und zwar als Reaktion auf die Nekrose, auf die Entzündung des zerstörten Gewebes oder als Infektion.(18)

Bei der frühen Entwicklung der Epilepsie hat das Geburtstrauma zusammen mit der genetischen Immundefizienz der Zellen und des äußerlichen traumatologischen Faktors, der die Nervenzellen vernichtet und zum gestörten immunologischen Mechanismus in den Organen führt, eine entscheidende Funktion.

Wenn man bedenkt, daß die autoimmune Erkrankung durch die immunologische Defizienz entsteht, wird der Arzt anstatt einer Hyperaktivierung des immunen Systems eine andere Methode bei der Behandlung der autoimmunen Krankheit anwenden. In meinen Fällen spricht dafür die komplementäre immunpotenzierende Therapie der Epilepsie.(19)

Von diesen autoimmunen Reaktionen im Organismus wird auch die Prognose der hereditären, degenerativen und kongenitalen Erkrankungen in der frühesten Kindheit abhängen. Alle diese Krankheiten sind durch die pathologischen Deviationen des immunologischen Systems und durch die genetische Disfunktion der Zellen bedingt, das heißt, daß die Gene auf die Deviation des immunologischen Systems Einfluß haben.(20)

Die Parameter der Immunfunktion werden durch das Erscheinen der autoimmunen Reaktionen im Organismus gestört. Die Autoantikörper, die durch den Organismus zirkulieren, greifen den eigenen Organismus an und sind durch die Bildung des epileptischen Neurons Ursache aller hier angeführten Krankheiten, bei denen es zur klinischen Manifestation der Epilepsie kommt. Dies bedeutet, daß das gestörte genetische Programm der Zellen zur gestörten immunologischen Funktion und zur autoimmunen Reaktion mit Affinität für die Neurone des zentralen Nervensystems führt; es kommt zur Depolarisation der Zellmembrane und zum frühen Auftreten der Epilepsie.

Somit verursachen folgende Faktoren die Bildung des epileptischen Neurons: Der genetische Faktor, der gestörte immunologische Mechanismus und verschiedene Erkrankungen des Fötus und des Säuglings. Dieses epileptische Neuron ist für die abnormale Funktion der Grausubstanz des zentralen Nervensystems und so auch für das frühe Erscheinungsbild der Epilepsie verantwortlich.

5.7   Behandlung

Ich habe bei 249 Patienten mit dem klinischen und
medizinischen Befund der Epilepsie die biologisch-
komplementäre immunpotenzierende Therapie mit THX
(THX + einmalige Implantation einer spezifischen
Zellsuspension) angewandt.

Die Erkrankten erhielten an 5 Tagen täglich den
Thymusextrakt von 10 ml intramuskulär injiziert.
Anschließend bekamen sie die Implantation einer
fötalen spezifischen Zellsuspenion von 16 Spritzen.
Die Suspension war folgendermaßen zusammengestellt:
Zellen des großen und kleinen Hirns, Thalamus,
Hypothalamus, Plazenta, Leber, Milz, Thymus,
Hypophyse, Nieren, Nerven, Ovarium oder Testis,
Nebenniere und Bindegewebe.(19)
Nebenerscheinungen traten nicht auf.

Aufgrund meiner Beobachtungen stellte ich fest, daß
bei allen Behandelten eine Besserung eingetreten
war. Die Zahl der Anfälle verringerte sich. Die Patienten wirkten ruhiger, psychisch frischer, sie
schliefen besser und zeigten mehr Interesse für die
Außenwelt. Die Anwendung der Therapie war in 75 -
80 % der Fälle positiv.

Im Laufe der Behandlung wurden die immunologischen Parameter kontrolliert, die den geregelten immunologischen Zustand des Organismus zeigten. Die Erkrankten bekamen nach der angeführten Behandlung 6 Monate lang proteolytische Enzympräparate nach einem Schema, das individuell festgelegt wurde.(19) Ebenfalls wurde eine kontinuierliche Behandlung mit Antiepileptika verordnet, die sich sukzessive verringerte, wobei die Patienten ständig ambulant unter EEG-Beobachtung standen. Nach einem Jahr wurde die Behandlung wiederholt.

Die Prognose der Epilepsie war in meinen Fällen von der Zahl und der Art der Anfälle abhängig. Die Heredität und die positive Reaktion auf die Behandlung gab eine gute Aussicht auf den Krankheitsverlauf der Epilepsie.

Aus diesem Grund bin ich der Überzeugung, daß die oben angeführte Therapie als Wahlmethode, die erfolgreich sein kann, angesehen werden muß.(19)

5.8 Zusammenfassung

Nach der klinischen Beobachtung und Behandlung von 249 Epileptikern konnte ich feststellen, daß die Anwendung der biologisch-komplementären immunpotenzierenden Therapie (THX + fötale spezifische Zellsuspension) zu einer Verbesserung des gestörten immunologischen Mechanismus in den Organen und zur Verringerung der epileptischen Anfälle geführt hat.

Die häufigsten ätiologischen Faktoren bei den Behandelten, die vielfach eine generalisierende Epilepsie hatten, waren: Geburtstrauma, kongenitale und degenerative Erkrankungen des Gehirns, idiopathische Epilepsie sowie Beschädigungen, die durch die Okklusion der Blutgefäße des Gehirns entstanden waren.

Meine Patienten standen unter klinischer, enzephalographischer und immunologischer Beobachtung für jeweils 2 Jahre. Bei den streng indizierten Fällen wiederholte ich die Behandlung nach einem Jahr.

Die angewandte Therapie ergab eine evidente Verbesserung des Zustands der Epileptiker; und zwar im Sinne einer Verminderung der Zahl der Anfälle, wei-

ter in bezug auf EEG-Veränderungen und einen norma-
lisierten psychischen Zustand der Patienten.

Die immunologischen Betrachtungen wiesen auf die
genetische Immundefizienz der Zellen und auf die
gestörte Funktion des immunologischen Systems hin,
und zwar durch das Auftreten der Antikörper, die im
Organismus zirkulieren, und durch das gestörte Verhältnis der T- und B-Zellen; daraus entsteht das
epileptische Neuron, d.h. eine abnormale Funktion
der Grausubstanz des zentralen Nervensystems.

Deshalb bin ich der Meinung, daß die biologisch-
komplementäre immunpotenzierende Behandlung eine
erfolgreiche Wahlmethode in der Therapie der Epilepsie sein sollte.

5.9   Graphische Auswertung meines Erfahrungs-
      materials

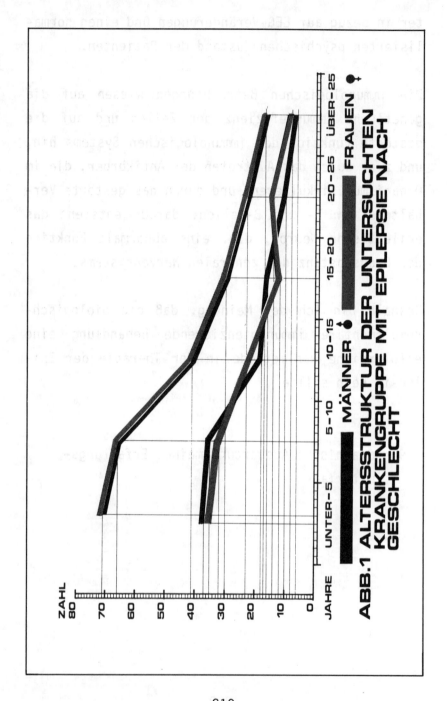

ABB.1 ALTERSSTRUKTUR DER UNTERSUCHTEN
KRANKENGRUPPE MIT EPILEPSIE NACH
GESCHLECHT

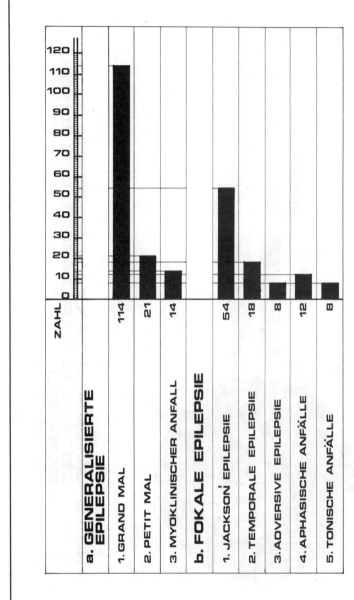

ABB.2a KLINISCHE DARSTELLUNG DER EPILEPSIE IN DEN JAHREN 1975–1978

ZAHL	
a. GENERALISIERTE EPILEPSIE	
1. GRAND MAL	114
2. PETIT MAL	21
3. MYOKLINISCHER ANFALL	14
b. FOKALE EPILEPSIE	
1. JACKSON EPILEPSIE	54
2. TEMPORALE EPILEPSIE	18
3. ADVERSIVE EPILEPSIE	8
4. APHASISCHE ANFÄLLE	12
5. TONISCHE ANFÄLLE	8

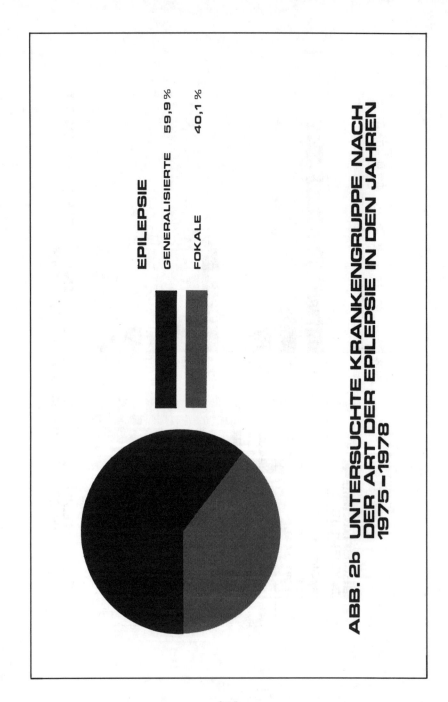

EPILEPSIE

GENERALISIERTE 59,9 %

FOKALE 40,1 %

ABB. 2b UNTERSUCHTE KRANKENGRUPPE NACH DER ART DER EPILEPSIE IN DEN JAHREN 1975–1978

212

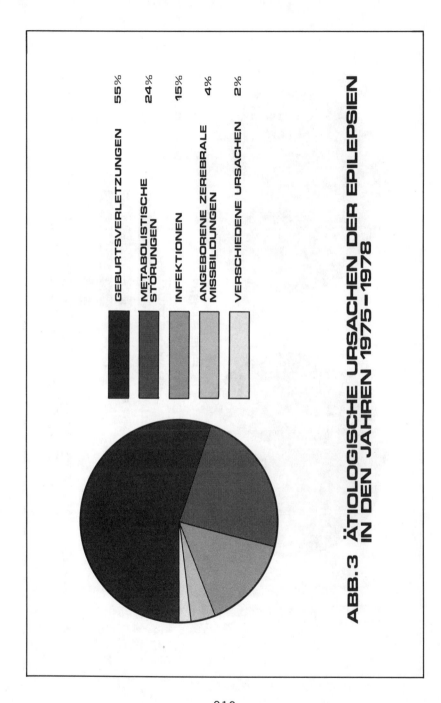

ABB.3 ÄTIOLOGISCHE URSACHEN DER EPILEPSIEN IN DEN JAHREN 1975–1978

GEBURTSVERLETZUNGEN	55%
METABOLISTISCHE STÖRUNGEN	24%
INFEKTIONEN	15%
ANGEBORENE ZEREBRALE MISSBILDUNGEN	4%
VERSCHIEDENE URSACHEN	2%

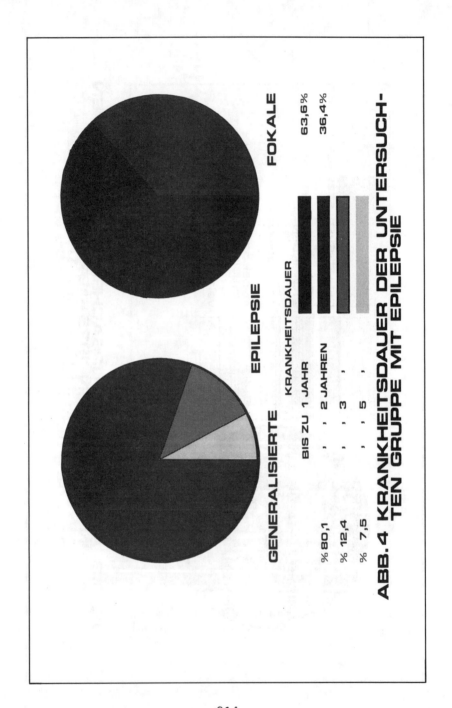

GENERALISIERTE   **EPILEPSIE**   **FOKALE**

KRANKHEITSDAUER

BIS ZU 1 JAHR   63,6%

„ „ 2 JAHREN   36,4%

% 80,1   „ „ 3 „

% 12,4   „ „ 5 „

% 7,5

**ABB.4 KRANKHEITSDAUER DER UNTERSUCH-
TEN GRUPPE MIT EPILEPSIE**

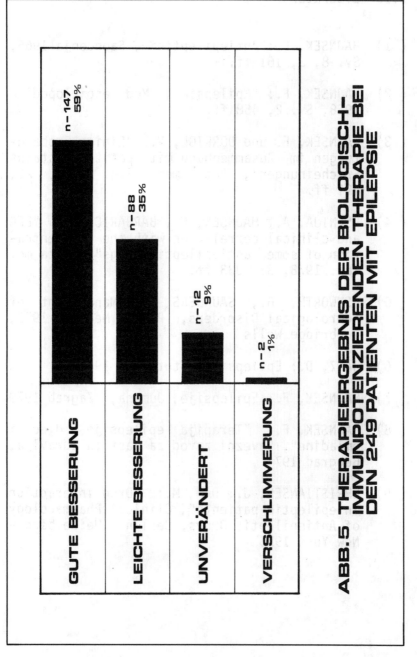

ABB.5 THERAPIEERGEBNIS DER BIOLOGISCH-
IMMUNPOTENZIERENDEN THERAPIE BEI
DEN 249 PATIENTEN MIT EPILEPSIE

GUTE BESSERUNG — n~147 59%

LEICHTE BESSERUNG — n~88 35%

UNVERÄNDERT — n~12 9%

VERSCHLIMMERUNG — n~2 1%

5.10 Literatur

(1) HAJNSEK, F.:"Antiepileptici", Saopcenja 1965, Sv. 8, 3, 161 ff.

(2) HAJNSEK, F.: "Epilepsia", Med. enciklopedija 1968, Sv. 2, 458 ff.

(3) HAJNSEK, F. und DÖRRIGL, V.: "Einige Beobachtungen im Zusammenhang mit petit-mal status Erscheinungen", Acta med. iug. 1972, 26, 421 ff.

(4) KSENIJA, A., HAJNSEK, F., BARBARIC, V.: "EEG and clinical correlation with the concentration of some antiepileptic drugs", Acta me. iug. 1978, 32, 333 ff.

(5) ASHWORTH, B., SAUNDERS, M.: Management of Neurological Disorders, Pitam Medical 1977, Tunbridge Wells

(6) JANZ, D.: Epilepsien, Stuttgart 1969

(7) HAJNSEK, F.: Epilepsije, Jumena, Zagreb 1979

(8) HAJNSEK, F.: "Terapija epilepsije u djece i omladine", Savezni zavod za zastitu zdravlja, Beograd 1974

(9) CHRISTIANSEN, J., DAM, M.: "Drug interaction in epileptic patients", Clinical Pharmacology of Antiepileptic Drugs, Berlin - Heidelberg - New York 1975

(10) DOOSE, H.: Cerebrale Anfälle, Therapie der Krankheiten des Kindesalters, Berlin - Heidelberg - New York 1976

(11) TEAGUE, P.O., YNIS, E.J., RODEY, G., FISH, A.J., STUTMAN, O., GOOD, R.A.: Autoimmune phenomena and renal disease in mice; role of thymectomy, aging, and involution of immunologic capacity, Laboratory Investigation 22, 1970, 121 ff.

(12) ALLISON, A.C., DENMAN, A.M., BARNES, R.D.: Cooperation and controlling functions of thymus-derived lymphocytes in relation to auto-immunity, Lancet 1971, 135 ff.

(13) FORD, C.E., MICKLEM, H.S., EVANS, E.P., GRAY, J.G., OGDEN, D.A.: The inflow of bone marrow cells to the Thymus: studies with part body irradiated mice injected with chromosome marked bone marrow and subjected to antigenic stimulation, Annals of the New York Academy of Science 1966, 129, 283 ff.

(14) GOLDSTEIN, A.L., u.a.: Purification and properties and clinical applications, in: Biological Activity of Thymic Hormones, Rotterdam

(15) MAURER, H.R.: Chalones: specific regulators of sykaryote tissue groth, U: Telwar G.P. ed: Regulation of growth and differentiated function in eukaryote cells, New York 1975, str.69

(16) ALEXANDER; J.W., GOOD, R.A.: Fundamentals of clinical Immunology, Philadelphia - London - Toronto 1977

(17) HAUSEN, H.: Biochemical approches to detec-
      tion of Epstein-Barr virus in human tumors,
      Cancer Res. 36, 678, 1976

(18) GOLDSTEIN, A.L., u.a.: The role of thymosin
      and the endocrine thymus on the ontogenesis
      and function of t-cells, Nachdr. aus: Molecu-
      lar Approches to Immunology, Academic Press,
      Ins., New York 1975

(19) PESIC, M.: Erfahrungsheilkunde 26, 521, Hei-
      delberg 1977

(20) MARTIN, E., JUNOD, J.P.: Cerontologie, Paris-
      New York - Barcelone - Milano 1977

6. DYSTROPHIA MUSCULORUM PROGRESSIVA

Bei der Dystrophia musculorum progressiva handelt es sich um eine erbliche, degenerative, chronische und schwach progressive Erkrankung der Muskeln. Die Krankheit beginnt vorwiegend in der Kindheit und Jugend, seltener nach dem dreißigsten oder fünfzigsten Lebensjahr.

Für die Dystrophie der Muskeln ist eine progressive Atrophie der Muskelgruppe charakteristisch; es kann jedoch bei einigen Arten der Erkrankung auch zu einem vergrößerten Volumen von erkrankten Muskeln kommen (Pseudohypertrophie).(1,2)

Nach Erbanlagen, Alter und Verteilung der erkrankten Muskeln sowie nach dem Krankheitsablauf können folgende Arten der Erkrankung unterschieden werden:

1. Pelvifemoraler Typ

    a) Typ Duchenne-Griesinger - Pseudohypertrophische Form

    b) Typ Leyden-Moebius   - Atrophische Form

2. Skapulo-humerale Form

   a) Typ Erb   - Juvenile Form
   b) Typ Landouzy-Déjérine   - Infantile Form

3. Seltene Formen

   a) Typ Gowersow   - Distal-Form
   b) Augenart   - Distal-Form

6.1 Ätiopathogenese

Die Dystrophia musculorum progressiva beginnt - wie
in der Einleitung bereits gesagt - in der Kindheit
oder im Jugendalter und nur selten in späteren Lebensjahren. Sie kommt in beiden Geschlechtern vor,
wobei manche Formen vorwiegend beim männlichen vertreten sind.(1,2)

Den bekanntesten ätiologischen Faktor bildet die
Vererbung, die dominant, rezessiv oder an das Geschlecht gebunden sein kann.(3) Aber noch unbekannt
ist, wie dieser Faktor der Vererbung auf die Manifestation der Krankheit wirkt. Man vermutet, die
Ursache könnte der gestörte Metabolismus in den
Muskeln sein.(4) Am häufigsten wird die Meinung

vertreten, daß es sich dabei um eine biochemische Störung handelt(3,4,), die bei den Erkrankten eine Erhöhung der Kreatinbildung und eine Verminderung der Kreatinausscheidung verursacht(5,6), wobei sich eine Konzentration des Kreatins im Plasma bildet. Bis heute ist nicht geklärt, ob diese Veränderungen mit dem gestörten Metabolismus zusammenhängen oder Folge eines degenerativen Prozesses in den Muskeln sind.

Teilweise ist man auch der Auffassung, daß die Erkrankung auf eine nicht normale Funktion des autonomen Nervensystems oder auf die Disfunktion der dienzephalen Zentren zurückzuführen ist.(5,6) Mitunter tritt eine erhöhte Aktivität der Aldolase und Transaminasen auf. Die neuesten Erkenntnisse moderner Immunologie in der Neurologie versuchen, die Ätiologie der progressiven Muskeldystrophie durch den gestörten immunologischen Mechanismus im Organismus zu erklären, der durch die genetisch programmierte immunologische Defizienz der Zellen verursacht wird, was wiederum zu einem autoimmunen Prozeß in den Muskelfasern führt. Der pathoanatomische dystrophe Muskel sieht wegen einer größeren Menge von Fettgewebe blaß und gräulich-gelb ("Fischfleisch") aus.(7)

Die mikroskopischen Befunde weisen auf eine verschiedenartige Größe der Muskelfasern hin, die sehr dick oder sehr dünn sein können. Es wird behauptet, die Muskelfaser sei im Anfangsstadium lediglich geschwollen und atrophiere erst nach mehreren Monaten oder Jahren.(4,5)

Der histologische Befund weist verfallene Muskelfasern auf. Das zeigt sich zuerst in der hyalen vaskulären Degeneration; später zerfallen und verschwinden die Fasern. Die degenerierten Fasern werden durch das Binde- und Fettgewebe ersetzt, was besonders bei den pseudohypertrophischen Muskeln beobachtet werden kann.(8,9)

Charakteristisch für die Erkrankung ist eine mehr oder weniger symmetrische Atrophie einiger Muskelgruppen, die von motorischer Schwäche begleitet wird. Im fortgeschrittenen Stadium der Erkrankung werden die eigenen Reflexe der erkrankten Muskeln schwächer; sie können auch völlig verlorengehen. Atrophie und Schwäche entwickeln sich sehr langsam, weshalb schwer festzustellen ist, wann die Krankheit eingesetzt hat. So kann die Diagnose erst bei fortgeschrittener Krankheit gestellt werden. Bei den erkrankten Muskeln besteht keine Störung der

Berührung und der Faszikulation. Die angegriffenen Muskeln befinden sich gewöhnlich an den proximalen Teilen der Extremitäten und im Gebiet der Schultern wie auch des Beckens. Bei manchen sind auch die Gesichtsmuskeln angegriffen.

Erstes Anzeichen der Erkrankung ist eine Hyper-Lordose des unteren Teils der Wirbelsäule; die Schritte werden unsicher, es bestehen Beschwerden beim Gehen und bei der Aufrechthaltung des Körpers.(1, 2,10) Das zeigt die klinische Symptomatologie, die charakteristisch für die Muskelgruppe der unteren Extremitäten ist. Beim Erheben aus der Kniebeuge muß sich der Erkrankte seiner Hände bedienen: Er stemmt sich mit den Händen gegen den eigenen Körper, indem er sie an die Knie oder die Schenkel legt. Für die Krankheit sind auch Scapulae alatae charakteristisch, die sich am besten bei nach vorne ausgestreckten Armen beobachten lassen. Die Schulterbewegung und die Beweglichkeit der Ellenbogen sind in der Mehrzahl der Fälle geschwächt. Falls die Gesichtsmuskeln betroffen sind, entwickelt sich das "myopathische Gesicht".(1,11) Bei manchen Arten der Dystrophie kommen auch Pseudohypertrophien vor (1,2,3), die sehr oft an den Muskeln des Deltoideuses entwickelt sind. Solch ein pseudohypertrophischer Muskel bleibt lange Zeit verhältnismäßig stark, um erst später schwächer zu werden und zu atrophieren. Der myopathische Muskel - atrophiert oder hypertrophiert - kann retrahieren, und zwar so, daß Kontrakturen entstehen.(2,3,12)

6.2 Klinische Beobachtungen

Aus Gründen einer klinischen Beobachtung der Muskeldystrophie halte ich es für notwendig, Resultate, die ich bei der Behandlung von 45 Erkrankten in den Jahren 1975 - 1981 im Institut für Gesamte Thymusforschung in Bad Harzburg erzielte, aufzuzeigen. In dieser Zeitspanne wurden 43 männliche und 2 weibliche Jugendliche behandelt. Die Altersstruktur meiner Patienten lag im Durchschnitt bei 9 Jahren. Die am häufigsten vertretene Form war die pseudohypertrophische Duchenne-Form (32 männlich, 2 weiblich). Bei 5 männlichen Patienten lag die juvenile skapulo-humerale Form vom Typ Erb vor. Die atrophische Form des pelvifemoralen Typs war in 2 Fällen vertreten, während die dystrophische Ophtalmoplegie nur einmal vorkam.

Die Dystrophie zeigte sich bei meinen Patienten in den meisten Fällen bis zu ihrem zwanzigsten Lebensjahr, während sie in nur 3 Fällen im dreißigsten Lebensjahr zum Vorschein kam, obwohl hier Anfangssymptome wesentlich früher vorhanden waren. Meine Patienten kamen erst zur Behandlung, nachdem die Diagnose klinisch und medizinisch gestellt worden war. Es handelte sich meist um progressive chronische Muskeldystrophien, die zu einer Invalidität geführt hatten, und zwar mit erschwerter Bewegungsmöglichkeit sowohl beim Gehen als auch beim Treppensteigen und Aufstehen. Alle klinischen Formen der Duchenne-Art traten schon vor dem sechsten Lebensjahr auf, selten später, und zwar zumeist bei Jungen, die am häufigsten in der Beckengegend angegriffen waren. In dieser klinischen Form ist die Krankheit rezessiv erblich. Die Darstellung anderer Dystrophie-Formen kann aus den Grafiken ersehen werden.

6.3   Immunologische Erklärungen

Eine immunologische Erklärung der Dystrophia musculorum progressiva aufgrund der bisherigen immunologischen Erkenntnisse wäre die, daß im Organismus eine genetische (germinale), programmierte immunologische Disfunktion der Zellen stattfindet, die

die Entwicklung und den Ablauf dieser degenerativen Muskelkrankheit verursacht.(14,15) Dies führt zu autoimmunen Reaktionen im Organismus. Es entstehen Antikörper, die für einzelne Organe spezifisch sind, in diesem Fall für die Muskeln, die die zellulare und humorale Immunität stören und verschiedenen Antigenen die Tür im Organismus öffnen. (15, 16) Die Erzeugung von Autoantikörpern suggeriert die Anwesenheit von Zentren, die Gammaglobulin enthalten und die Zahl der B-Lymphozyten erhöhen. Diese Lymphozyten wirken als autosensitivierende Lymphozyten und vermehren sich durch die Erzeugung von Antikörpern, in diesem Fall im Bereich der Muskeln. (13,14,17) Ein solcher autoimmuner Prozeß in den Muskelfasern (als Folge der gestörten genetisch programmierten immunologischen Disfunktion der Zellen im Organismus) führt zum Erscheinen der progressiven Dystrophie der Muskeln. (14)

Es ist möglich, daß der Thymus ein abnormales Antigen enthält, das die Autosensitivität initiiert, und daß der erzeugte Antikörper die Quelle des Antigens ist - eine gekreuzte Reaktion mit den Skelettmuskeln. Diese Antikörper auf den Muskeln, die mit den Thymuszellen gekreuzt reagieren, werden als Myogen- oder Epithelzellen beschrieben. Im Gewebe des Thymus hat Lindstrom 1976 auch Acetylcholin-Rezeptoren gefunden und festgestellt, daß sie auf den Myogenzellen erscheinen.(13,14)

Die genetisch programmierte Immundefizienz der Zellen im Organismus, die im Grunde den normalen immunologischen Mechanismus stört und den Prozeß der Autoimmunisation in den Skelettmuskeln bedingt, ist nach dem heutigen Stand der immunologischen Erkenntnisse die Ursache der progressiven Dystrophie der Muskeln.

6.4 Therapie

Ich habe bei der in meinem Institut behandelten Gruppe von 45 an progressiver Dystrophie der Muskeln Erkrankten die biologisch-komplementäre immunpotenzierende Therapie (THX und einmalige Implantation einer spezifischen Zellsuspension) angewandt.(19) Die Erkrankten erhielten täglich im Laufe von 5 Tagen intramuskulär 10 ml Thymusextrakt gespritzt und zusätzlich eine einmalige Implantation einer fötalen spezifischen Zellsuspension mit 16 Spritzen, die aus Zellen der Muskeln, des Groß- und Kleinhirns, Thalamus, Hypothalamus, Plazenta,

Leber, Milz, Thymus, Hypophyse, Nieren, Nerven, Ovarium oder Testis, Nebenniere oder Bindegewebe bestehen.

Während dieser Therapie gab es bei den Patienten keine Nebenreaktionen. Danach bekamen sie im Laufe von 6 Monaten ein proteolytisches Enzympräparat, und zwar nach einem Schema, das individuell bestimmt wurde.

Zur Therapie aller Patienten gehörten gleichzeitig entsprechende Bewegungsübungen.

Diese Behandlung habe ich nach einem Jahr wiederholt, während in der Zwischenzeit der Ablauf der Krankheit beobachtet und kontrolliert wurde.

In der Regel trat eine Verbesserung des Krankheitszustandes nach 3 - 6 Monaten ein; die Krankheit zeigte nicht mehr einen so schnell progressiven Verlauf. Ich konnte positive Ergebnisse in 65 - 75 % der Fälle feststellen. Der verbesserte Allgemeinzustand meiner Patienten und die Beweglichkeit der Extremitäten hielten länger an, wenn die Therapie nach einem Jahr wiederholt wurde.

Gute Resultate erreichte ich bei solchen Erkrankten, bei denen die Krankheit noch nicht sehr fortgeschritten war, während bei einigen - trotz der Behandlung - auch dauernde Invalidität oder noch schwierigere Beweglichkeit (Kontraktur) eintrat.

Während der Behandlungszeit waren meine Patienten neben der medizinischen Kontrolle auch der von immunologischen Parametern unterworfen, und zwar meistens im Laufe von 2 Jahren. Die Parameter zeigten, daß die gestörte Funktion des immunologischen Mechanismus im Organismus wie auch die bestehende Immundefizienz reguliert waren. Einzelheiten über diese Veränderung immunologischer, biochemischer Parameter sollen in einer gesonderten Abhandlung beschrieben werden.

Besonders gute Erfolge dieser Therapie waren in den Fällen zu verzeichnen, bei denen die Krankheit nach dem 20. Lebensjahr begann und die Behandlung rechtzeitig eingesetzt wurde. Diese frühe Stagnation der Erkrankung (besonders der juvenilen Form), verhinderte eine rasche Atrophie der Schulter- und Beckenmuskeln, so daß keine Kontraktur und frühe Invalidität eintrat. Die Lebenserwartung meiner Patienten mit Muskeldystrophie wurde verlängert; sie

blieben anhaltender beweglich und zu einem selb-
ständigen Leben fähig.

6.5 Schlußfolgerungen

Die Beobachtung und Analyse meiner 45 Fälle von
Patienten mit einer progressiven Muskeldystrophie
ergab eine Verbesserung ihres Krankheitszustandes
und Verhinderung des progredienten Ablaufs ihrer
Krankheit nach Anwendung der biologisch-komplementären immunpotenzierenden Therapie. Es hat sich gezeigt, daß eine solche Behandlung besonders bei
früh diagnostizierten und spät eingetretenen Fällen
von Muskeldystrophie geeignet ist.

Nach den neuesten immunologischen Erkenntnissen im
Bereich der Neurologie ist man überzeugt, daß der
gestörte immunologische Mechanismus im Organismus -
durch die genetische Immundefizienz verursacht -
als wichtiger ätiologischer Faktor wirksam wird.
Andere Faktoren können aber nicht ausgeschlossen
werden: Erbanlagen, biochemische Störungen, gestörter Metabolismus der Muskeln, abnormale Funktion
des autonomen Nervensystems oder Disfunktion der
dienzephalen Zentren.

Bei den früh entdeckten Erkrankungen wurden durch obige Therapie folgende positive Ergebnisse erzielt: Evidente Verbesserung der Muskeldystrophie in Form der Verhinderung rascher Atrophie von Muskeln an Schulter- und Beckenpartien und Verhinderung rascher Progression der Krankheit bei frühen Kontrakturen, Invalidität und Bewegungslosigkeit.

Die biologisch-komplementäre immunpotenzierende Therapie führte zur Regulierung der gestörten Funktion des immunologischen Systems wie auch der Immundefizienz, die als Ursache der autoimmunen Reaktion an den Muskeln gesehen werden kann.

Diese Ergebnisse und Erfahrungen lassen die Annahme zu, daß die biologisch-komplementäre immunpotenzierende Therapie berechtigt und adäquat ist und bei Behandlung der progressiven Dystrophie der Muskeln als Wahlmethode angewendet werden kann.

6.6   Graphische Auswertung meines Erfahrungs-
       materials

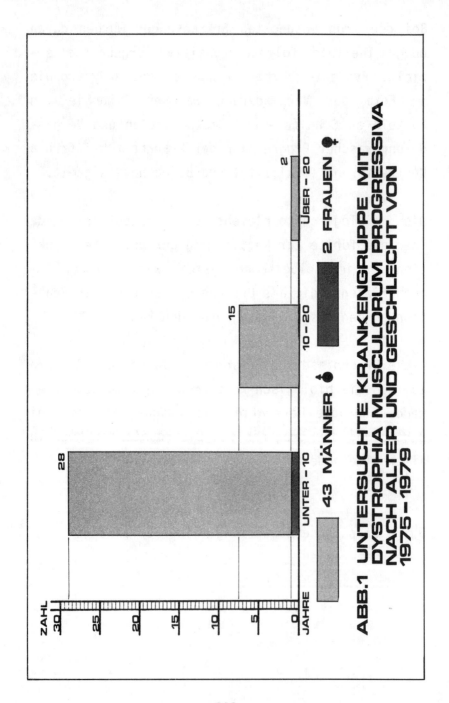

ABB.1 UNTERSUCHTE KRANKENGRUPPE MIT
DYSTROPHIA MUSCULORUM PROGRESSIVA
NACH ALTER UND GESCHLECHT VON
1975 – 1979

43 MÄNNER ♂   2 FRAUEN ♀

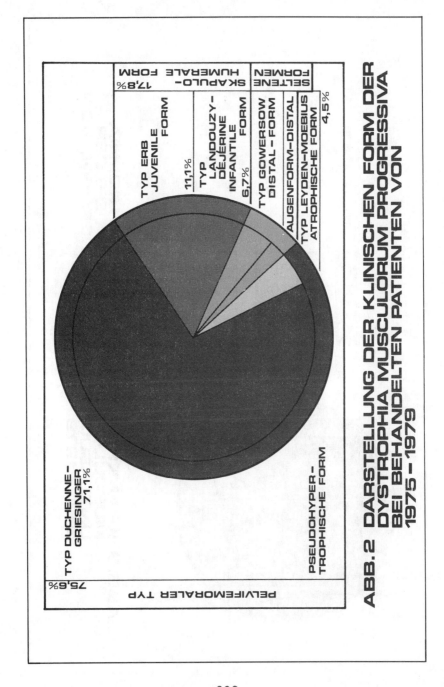

ABB.2 DARSTELLUNG DER KLINISCHEN FORM DER DYSTROPHIA MUSCULORUM PROGRESSIVA BEI BEHANDELTEN PATIENTEN VON 1975–1979

PELVIFEMORALER TYP 75,6%

TYP DUCHENNE-GRIESINGER 71,1%

PSEUDOHYPER-TROPHISCHE FORM

SKAPULO-HUMERALE FORM 17,8%

TYP ERB JUVENILE FORM 11,1%

TYP LANDOUZY-DÉJERINE INFANTILE FORM 6,7%

SELTENE FORMEN 4,5%

TYP GOWERSOW DISTAL-FORM

AUGENFORM-DISTAL

TYP LEYDEN-MOEBIUS ATROPHISCHE FORM

233

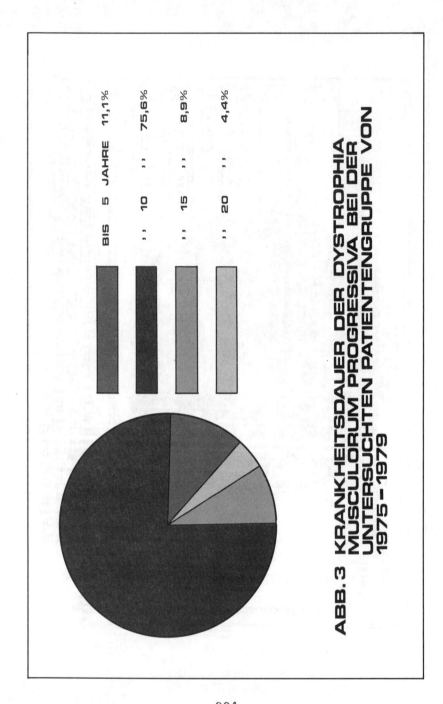

BIS 5 JAHRE 11,1%

,, 10 ,, 75,6%

,, 15 ,, 8,9%

,, 20 ,, 4,4%

ABB.3 KRANKHEITSDAUER DER DYSTROPHIA MUSCULORUM PROGRESSIVA BEI DER UNTERSUCHTEN PATIENTENGRUPPE VON 1975 – 1979

JAHRE	ZAHL DER PATIENTEN	VERABREICHTE DOSIS BEI DEN PATIENTEN
1975-76	BEI 7 KRANKEN 7 1x ANWENDUNG	5 x THX + EINMALIGE IMPLANTATION VON SPEZIFISCHEN ZELLSUSPENSIONEN
1976-77	18 BEI 7 K.– 1xA. BEI 11 K.– 2xA.	,,
1977-79	20 BEI 9 K.– 1xA. BEI 11 K.– 2xA.	,,

ABB.4 ANWENDUNG DER IMMUNPOTENZIERENDEN THERAPIE BEI DER AN DYSTROPHIA MUSCULORUM PROGRESSIVA ERKRANKTEN PATIENTENGRUPPE VON 1975–1979

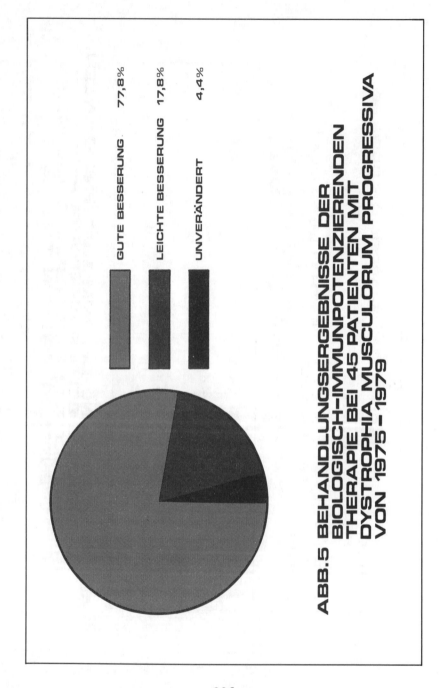

GUTE BESSERUNG 77,8%

LEICHTE BESSERUNG 17,8%

UNVERÄNDERT 4,4%

ABB.5 BEHANDLUNGSERGEBNISSE DER
BIOLOGISCH-IMMUNPOTENZIERENDEN
THERAPIE BEI 45 PATIENTEN MIT
DYSTROPHIA MUSCULORUM PROGRESSIVA
VON 1975 - 1979

6.7   Literatur

(1)   RADOJICIC, B.: Klinicka neurologija, Medi-
       cinska knjiga, Beograd - Zagreb 1962

(2)   BODECHATEL, G.: Differentialdiagnose neurolo-
       gischer Krankheitsbilder, Stuttgart 1963

(3)   PRATT, R., COMSTON, N., MC ALPINE, D.:   Brain
       74, 191, 1951

(4)   ACHAPIRA, K., POSKAZER, D., MILLER, N.: Brain
       86, 315, 1963

(5)   BINOY, G., CHAKRAVORTY, M., FRESE, F.:   Arch.
       Neurol. 14, 58, 1966

(6)   GILBERT,W., BEEBE, Ph., KURTEKE, J., LEONARD,
       T., KURLAND,M., THOMAS, L., AUTH, M., NAGLEE,
       B.: Neurology 17, 1, 1967

(7)   LEIBOWITZ, D.,   SHARON, M., ALTER, B.:   Brain
       90, 871, 1967

(8)   STARY, O., VYMAZAL, J., PROCHAZKOVA, Z.: Csl.
       neurol. XXIV (LVII), 6, 1961

(9)   CRUE, B., LUTIN, J.: Neurosurg. 16, 477, 1959

(10)   PARKER, N.: Brain 51, 46, 1928

(11)   MC ALPINE, D.: Lancet Nr. 1 St. 1033, 1955

(12)   ALEXANDER, L., CASS, L.J., ENDERS, M., SARAI,
       K.: Confin. Neurolog. 28, 1, 1966

(13) CLIFFORD, R.: Clinical Neuroimmunology, Ox-
      ford, London, Edinburgh, Melbourne

(14) BEHAN, P., CURRIE, S.: Clinical Neuroimmuno-
      logy, W.B. 1979, London, Philadelphia, Toron-
      to 1978

(15) TEAGUE, P.O., YNIS, E.J., RODEY, C., FICH,
      A.J., STUTMAN, O., GOOD, R.A.: Autoimmune
      phenomens and renal disease in mice: role of
      thymectoma, aging, and involution of immuno-
      logic capacity, Laboratory Investigation 22,
      121 - 130, 1970

(16) ALLISON, A.C.,DENMAN, A.M., BARNES, R.D.: Co-
      operating and controlling functions of thy-
      mus-derived lymphocytes in relation to auto-
      immunity, Lancet I, 135 - 140, 1971

(17) GOLDSTEIN, A.L., u.a.: Purification and pro-
      perties and clinical applications, in: Biolo-
      gical Activity of Thymic Hormones, Rotterdam

(18) PESIC, M.C.: Erfahrungsheilkunde 26, 521,
      1977

7. MALIGNOME

Die Ursache für 16 % aller Todesfälle von Menschen sind maligne Erkrankungen. Aufgrund wissenschaftlicher Erkenntnisse sowie nach multidisziplinären Forschungen und statistischen Berechnungen entwickeln sich bei einem Drittel der Menschheit im Alter über 60 Jahren maligne Erkrankungen; die Hälfte davon stirbt an dieser Krankheit.(1,2,3)

Die immunologischen Forschungen an Krebskrankheiten beruhen auf Erkenntnissen, die experimentell an Tieren durchgeführt und durch 15jährige Praxis und klinische Erfahrung gewonnen worden sind.(2,3) Für ein erfolgreiches Behandlungsresultat dieser Krankheitsgruppe ist eine Früherkennung mit adäquater Therapie erforderlich sowie die Feststellung des biologischen Charakteristikums des Neoplasmas und der immunologischen Antwort des Tumors.

Chirurgie, Bestrahlen und Chemotherapie sind nur bei lokalisierten Primärtumoren erfolgreich. Wenn sich aber im Körper schon Metastasen gebildet haben, suchen die Wissenschaftler nach Möglichkeiten, die eine heftige Wirkung der immunologischen Prozesse auf die Krebszellen im menschlichen Organismus bewirken.(1,2) Hierbei soll die große toxische

Wirkung der chemotherapeutischen Agenzien auf die gesunden Körperzellen betont werden, die die Anwendung ihrer Therapie begrenzt.(4,5,6) Für Immunologie-Kenner gibt es nichts Populäreres als die Immunologie bei Malignomen. Das beweisen schon die zur Geschichte gehörenden Erfolge der Immunisation in der Praxis, und zwar als Grundlagen für Präventive und die Therapie vieler Infektionskrankheiten. Vielen Wissenschaftlern und Physiologen war es ein Ansporn, Methoden herauszufinden, die mit dem Aspekt der Immunologie Malignome erfolgreich heilen können.

Die Rolle des immunologischen Mechanismus bei der Behandlung der malignen Zellen hat schon Anfang dieses Jahrhunderts Paul Ehrlich hervorgehoben. (1,2) Im letzten Jahrzehnt haben Immunologen begonnen, Details herauszuarbeiten, die im Rahmen des immunologischen Prozesses die Entwicklung der Tumoren, die antigenen Veränderungen, die in Tumorzellen vor sich gehen, und den Grad der Aktivität der Immunantworten als Resultat dieser Veränderungen kontrollieren konnten.(7,8,9,10)

Die biologische Bedeutung der Immunreaktion besteht darin, daß die Integrität des Zellularsystems im Organismus erhalten bleibt. Während des Lebens kommen innerhalb der Population der Zellen täglich Millionen von Fehlern und Mutationen vor. Man nimmt an - obwohl es experimentell noch nicht bewiesen ist -, daß sich täglich maligne Zellen entwickeln. Für den Aspekt der Immunologie ist bedeutend, ob die Krebszellen auf ihrer Oberfläche Antigene haben, die als Fremdkörper erkennbar sind.(2,8,9) Bei einer positiven Antwort wird es möglich sein, die wirkungsvollen Methoden zu finden, die den Angriff auf die Zellen des Neoplasmas provozieren können. Dagegen bleibt die immunologische Behandlung der malignen Zellen fragwürdig, wenn der Krebs keine Antigene aufweist.(1,2)

Wichtig ist auch, ob eine Immunresistenz bei Krebs besteht. Jeder Kliniker beobachtet Tumoren, die im Stillen lokalisiert eine längere Zeit existieren und sich später entwickeln und verbreiten. Die Gründe einer solchen prolongierten Entwicklung der malignen Tumoren bei diesen Patienten bleiben unklar und können durch die Resultate der immunologischen Resistenz erklärt werden.(1,2) Wir erleben, daß sich bei vielen Patienten erst 10 bis 20 Jahre nach dem Entfernen des primären Neoplasmas die Metastasen entwickelt haben. Eine spontane Regression der festgestellten Tumore ist nicht häufig, jedoch ausreichend nachgewiesen. Zu solchem Neoplasma werden adenocarcinoma renis, neuroblastoma, melanoma malignum und choriocarcinoma gezählt, die 50 % aller gegebenen Fälle darstellen.(11,12,13) Hervorzuheben ist, daß bei einer großen Anzahl das immunologische System mit der Regression der Tumoren in Verbindung steht.(1,2)

Durch Experimente an Menschen (Freiwillige) ist bewiesen worden, daß die im Organismus gebildeten Tumoren verschwunden sind, und zwar dann, wenn der immunologische Status des Menschen normal war.(14, 15, 16) In Fällen des gestörten immunologischen Systems bildeten sich Metastasen. Darum werden Krebsfälle am häufigsten bei unvorbereitetem Immunsystem vorkommen.(1) Ein normal funktionierendes immunologisches System im Organismus, das die Abwehrmechanismen stärkt, wirkt gegen die Tumor-Proliferationen oder Metastasen.(1,2) Man nimmt mit Recht an, daß ein gesunder Organismus unter normalen Bedingungen imstande ist, zufällige Tumorzellen zu vernichten. Aber das Erscheinen eines klinisch manifesten Karzinoms wie auch einer Metastase bedeutet, daß der Prozeß der Abwehr, die durch die normale Funktion des immunologischen Systems garantiert wird, versagt hat, und daß er sich subklinisch von selbst entwickelt hat.(1,2,3,4) Diese unsichtbare Abwehrfront beruht auf unspezifischen Immunreaktionen.

7.1 Die Ätiologie und die Pathogenese des Malignoms

Das Wachsen eines Tumors folgt aus der Entwicklung mehrerer Faktoren, die inversible Veränderungen in den Zellen verursachen, wodurch ein unnormales Wuchern entsteht. Man teilt sie in Kern-Faktoren - die des "Wirtes" und die der Umgebung. Die Kern-Faktoren sind erblich und hormonal bedingt, die der Umgebung sind karzinogen.(13,17,18)

Zu genetischen Faktoren, die die Entwicklung der malignen Tumoren verursachen, gehören vor allem Gene, die in die Karzinogenese eingeschlossen sind; weiter diejenigen Gene, die an den reparativen Prozessen des DNK teilnehmen, wie auch Gene, die für die Promotion des Wachstums der Tumoren wesentlich sind. Somit können nur bestimmte Gene für die maligne Transformation der normalen Zellen von Bedeutung sein.(18,19,20)

Das Verhältnis des Einflusses der Vererbung und der Umgebung auf die Induktion des Tumors ist auf dem Schema 1 dargestellt. Auf dem Schema 2 wird das Wachstum der normalen Zellen und der Tumorzellen in der Kultur gezeigt.(18)

Das Wachstum einiger Tumoren hängt auch von der Einwirkung der Hormone ab.(21,22) Geschlechtshormone haben einen ausgesprochen großen Einfluß auf die Karzinome der Prostata, der Brust und der Gebärmutter.(22)

Die biologischen Karzinogene, die bis heute mit Sicherheit festgestellt werden konnten, sind Viren. Es gibt mehr als 60 verschiedene Viren, die Tumoren bei Tieren verursachen.(3) Ernsthafte Indizien bestehen dafür, daß bestimmte Tumoren bei den Menschen auch durch Viren verursacht sind.(23,24)

Die Tumorbildung resultiert aus verschiedenen chemischen Substanzen, die direkt auf die Zellen (Karzinogene) einwirken.(13) Ein wesentlicher Faktor bei der Karzinogenese des Tumors, der unter der Wirkung von karzinogenen Materien entstanden ist, bildet die Zeit, weil sich bei einer ganz kleinen Dosis von Karzinogenen nach längerer Zeit Karzinome entwickeln.(20,25)

Die häufigsten karzinogenen Substanzen sind z.B.: aromatische Amine und andere Verbindungen, wie Urethan und Nitrosamine.(11,13,18) Die Art und Weise der Wirkung der chemischen Karzinogene ist noch immer nicht geklärt.(25) Man weiß nur soviel, daß die kräftigen Karzinogene immunsuppressiv sind und dadurch die Entwicklung des Tumors begünstigen. Eine längere Bestrahlung durch Röntgen- oder Radiumstrahlen kann das Auftreten des Karzinoms verursachen.(7,26)

Die ultraviolette Bestrahlung bildet einen wesentlichen Faktor beim Hautepitheliom Bei Menschen, die ständig der Sonne ausgesetzt sind, z.B. Matrosen und Landwirte, verursacht die starke Isolation häufiger ein Karzinom als bei denen, die es nicht sind.(28)

Man ist der Meinung, daß chronische Irritation und das Bilden der malignen Tumoren unabhängige koinzidente Erscheinungen darstellen.(26,27)

7.2 Serologie vom Krebs

Eine große Zahl chemisch   modizierter Neoplasmen wurde identifiziert, ebenso Neoplasmen, die durch Viren hervorgerufen sind, sogar auch einige spontane, die auf der Oberfläche ihrer Zellen Antigene aufweisen. Diese Antigene benehmen sich wie Fremdlinge beim "Wirt" und können nur dann erkannt wer

den, wenn das immunologische System gut stimuliert
ist.(1,2,3,4) Für das Melanom ist eine besondere
Klasse der Antigene spezifisch, die als Autoantikörper zu erkennen sind.(1) Diese Antikörper re-
flektieren die immunologische Antwort des Patienten
auf den Überfall seines eigenen Tumors. Dieselben
spezifischen Antigene befinden sich auf den Tumorzellen der myeloiden Leukämie, des Hypernephroms
und einer Form des Harnblasenkrebses.(1,2) Den
nützlichsten Faktor bei der Existenzentdeckung
dieser Antikörper im Rahmen der Evidenz der Immunität bildet der Fortschritt der Metrologie des
Kultivierens der menschlichen Krebszellen in vitro.
(16,29,30) Es bestehen auch Mechanismen der Flucht
bei der Immunologie des Tumors, nach denen die Tumorzellen progressiv wachsen können, obwohl sich
eine effektive immunologische Antwort des Patienten
zeigt.(1)

Diese Mechanismen sind:
- die Immunmodulation
- das Verdecken der Antigene
- die Toleranz oder Ignoranz der Tumor-Antigene
  oder der Viren-Antigene
- die Immundefizienz des "Wirtes"
- die Suppression
- das Altwerden.

Das Neoplasma kann anwachsen, bevor es imstande ist, die immunologische Antwort des Wirtes zu initiieren.(31,32) Die neuesten Forschungen zeigen, daß manche Tumoren zum Wachstum und zur Metastase durch schwache immunologische Reaktionen stimuliert werden.(1) Die Immunmodulation und das Verdecken der Tumorzellen sind eng verbunden; sie zeigen aber, daß sich die Tumorzellen gegen immunologischen Zerfall wehren können.(2)

Beim Wachsen des Neoplasmas in Anwesenheit der zytostatischen Antikörper in vivo oder in vitro verändern sich manche Tumorzellen, oder sie verlieren ihre spezifischen Antigene durch den Prozeß, der die Antigene in die fluide Oberfläche der Membrane verschiebt.(1,34,35) Die neoplastischen Zellen haben besondere Antigene, die die immunologische Antwort provozieren, die ihrerseits wieder die Tumorzellen vernichten. Die Tumoren wachsen und erscheinen dort, wo die Immunkompetenz gestört ist. Wenn man diese entdeckten, antigenen Veränderungen, die in neoplastischen Zellen vor sich gehen, und auch die Verbundenheit der immunologischen Prozesse mit der Reaktion des Körpers auf den Tumor betrachtet, stellt sich die Frage: "Wie wächst der Tumor, und wie verbreitet er sich trotz der Immunreaktion des Körpers?"(1,2)

Ein zweiter wichtiger Faktor liegt darin, daß die spezifischen Antigene des Tumors oft nicht genügend antigen-stark sind und der Grad der Immunität ungenügend hoch ist, um gegen den wachsenden Tumor zu kämpfen und ihn auszuscheiden.(2)

Charakteristisch bleibt das abnormale Benehmen der tumorosen Zellen, und zwar wegen der Unmöglichkeit der Bildung von stabilen interzellularen Adhäsionen.(16,18,33) Es wäre nicht verwunderlich, wenn die Interaktion zwischen den Zellen des Tumors und den Zellen des lymphoiden Systems zu abnormaler Flucht der Tumorzellen vor den potentiellen zytostatischen Effekten der Lymphozyten führen würde. (1) Eine andere Art, durch die Tumoren der Aufmerksamkeit der Lymphozyten entgehen können, wäre die Flucht vor der Übermacht der Antigene.(2)

Die letzten phylogenetischen Studien suggerieren eine wichtige Beziehung zwischen der Entwicklung des Krebses und dem Abfall der normalen Funktion des lymphoiden Apparates.(1,3,4) Diese Tatsache zeigt, daß die Evolution des lymphoiden Systems höhere Lebensformen möglich macht und dadurch aus dem Zellenmetabolismus Nutzen gezogen werden kann. Das wirkt sich auf den "Wirt" ungünstig aus, dem die Kraft einer adaptiven Immunität fehlt.(1,2)

7.3 Klinische Erfahrungen

Zum Zweck einer besseren Verdeutlichung der Malignome in bezug auf die Funktion des immunologischen Systems und auf die Therapie mit dem Gesamt-Thymusextrakt (THX) möchte ich die Resultate der Beobachtungen im Institut für Gesamte Thymusforschung in Bad Harzburg aufgrund des Erfahrungsmaterials in den Jahren 1975 bis 1978 darstellen. In dieser Zeitspanne wurden 254 an Malignomen Erkrankte behandelt. Davon waren 142 Frauen und 112 Männer. Prävalenz der Frauen ist deutlich erkennbar. Das Durchschnittsalter der Patienten betrug 59,5 Jahre, die meisten Erkrankten waren zwischen 60 und 70 Jahren. Die malignen Erkrankungen meiner Patienten waren am häufigsten festzustellen an Brust, Prostata, Dickdarm, Uterus und Lunge. Bei einer kleineren Zahl der Kranken kamen maligne Erkrankungen des Magens, der Larynx und Leukämie vor.

Die Dauer der Krankheit lag meistens zwischen 5 und 10 Jahren. Die Patienten mit Malignom der Lunge, des Larynx und Leukämie waren 1 bis 7 Jahre krank. Ich fand außerdem 35 Fälle des Brustkarzinoms mit Metastasen in regionalen Lymphgefäßen und Knoten vor. Alle Fälle waren chirurgisch vorbehandelt, mit

Kobalt bestrahlt und mit Zytostatiken therapiert. Das Prostata-Karzinom war bei 59 Männern vertreten, die meist Schwierigkeiten beim Urinieren hatten, wobei die Erkrankten nach 2 - 3 Jahren ihrer Vorbehandlung zu mir kamen. Die meisten hatten Operation und Bestrahlung hinter sich.

11 Patienten mit Prostata-Karzinom sind zwischen 6 Monaten und 2 Jahren mit THX behandelt worden. Bei allen Patienten wurde allgemeine Besserung und Schmerzfreiheit festgestellt sowie eine Erleichterung des Urinierens. 5 Patienten wurden weiter mit Kontrasexualhormonen behandelt. Ein lokaler digitaler Tastbefund ergab bei allen Patienten eine Besserung.

Von 9 Patientinnen mit Mamma-Karzinom hatten 4 Patientinnen Metastasen in den regionalen Lymphgefäßen und Lymphknoten, eine Patientin hatte Metastasen in der Wirbelsäule. Vor der Behandlung mit THX waren alle Patientinnen operiert und mit unterschiedlicher Dosis Kobalt bestrahlt worden. Während der Behandlung mit THX sind die Metastasen zurückgegangen. Der allgemeine Zustand der Patientinnen war zufriedenstellend.

Die Patientinnen mit Uterus-Karzinom kamen meist nach 5 bis 10 Jahren Krankheitsdauer zu mir, ebenfalls erst nach Operation und Bestrahlung wie auch nach Anwendung der Chemotherapie. Die Fälle mit Metastasen, meist an der Wirbelsäule und der Leber, hatten einen kurzen Krankheitsablauf. Sie kamen in meine Behandlung meist 6 Monate bis 1 Jahr nach ihrer Operation.

Von 4 Patientinnen mit Unterleibs-Karzinomen wiesen 2 nach der Operation Metastasen in den regionalen Lymphbahnen und Lymphknoten auf, dagegen hatten 2 inoperable Karzinome, die mit Radiumeinlage behandelt worden waren. Nach der Behandlung mit THX trat bei allen eine allgemeine Besserung ein, die Blutungen hörten auf. Bei einer Patientin, die Metastasen im Dickdarm hatte und laufend unter Schmerzen aus dem Darm blutete, gingen die Metastasen zurück, die Blutungen und Schmerzen hörten auf.

Interessante Beobachtungen habe ich bei Darmkarzinomen gemacht. Bei 6 Patienten mit Darmkarzinom waren 4 operiert, 2 davon erst nach einem Jahr bestrahlt worden, als sich bereits Metastasen gebildet hatten; 2 Patienten hatten jede Operation oder Bestrahlung abgelehnt; 2 Patienten, die operiert waren und erst nach einem Jahr bestrahlt wurden, sind trotz der Behandlung mit THX gestorben. Zwei Patienten, die gleich nach der Operation bestrahlt und anschließend mit Thymusextrakt behandelt wurden, befinden sich in einem guten Allgemeinzustand ohne weitere Beschwerden, ebenfalls die beiden Patientinnen, die operative Behandlung und Bestrahlung abgelehnt hatten.

Bei 4 Lungenkarzinom-Patienten trat eine wesentliche Besserung des allgemeinen Zustandes ein. Die ganze Symptomatik ging zurück.

Von 5 Patienten mit multiplen Myelomen ging es 4 Patienten nach der Behandlung mit THX sehr gut; ein Patient ist gestorben.

Von 3 behandelten Patienten mit Seminomen ist ein junger Mann gestorben, bei 2 sind Remissionen und Besserung eingetreten.

Bei allen Patienten habe ich eine kontinuierliche, intermittierende Therapie mit THX im Laufe von 6 Monaten bis zu 2 Jahren angewandt. Augenscheinliche Verbesserungen erzielte ich bei Karzinomen der Brust, der Prostata, des Uterus und des Dickdarms. Eine sichtbare Regression der vorhandenen Metasta-

sen war schon nach der ersten Kur mit THX festzustellen. Nach zweijähriger Therapie erreichte ich
eine vollkommene Regression der Metastasen und ein
subjektiv besseres Allgemeinbefinden der Patienten
sowie eine klinische Remission.

Die größten Erfahrungen in der Behandlung von Malignomen mit THX hat Dr. Sandberg selbst. Er berichtet über 633 Fälle von verschiedenen Malignomen. Er
hat diese Fälle in 2 Gruppen eingeteilt, und zwar
in Fälle,

 a) bei denen man sichtbare Regressionen mit
    objektiven, wissenschaftlichen und labo-
    ratorischen Methoden nachweisen konnte

und

 b) bei denen subjektive Äußerungen von
    Patienten dargestellt sind.

In der ersten Gruppe befinden sich Patienten mit
Karzinomen, bei denen man sichtbare Regressionen in
76 Fällen festgestellt hat, nicht ganz sichtbare
Regressionen bzw. Status quo dagegen in 19 Fällen
und fortgesetzte Progression in 8 Fällen.

Die Zahl der Patienten mit Sarkom ist kleiner; es wurden nur 14 Fälle beschrieben, wobei 8 Fälle sichtbare Regressionen, 3 Fälle nicht ganz sichtbare Regressionen bzw. Status quo und 3 fortgesetzte Progressionen zeigten.

Bei akuter Leukämie wurden 11 Fälle beschrieben, wobei 10mal sichtbare Regressionen und eine fortgesetzte Progression festgestellt wurden.

Neunmal werden sichtbare Lymphogranulomatose-Fälle beschrieben, davon 7 sichtbare Regressionen, eine nicht ganz sichtbare Regression und eine fortgesetzte Progression.

Eine subjektive Auswertung nach der Behandlung mit THX bei 633 Patienten, hauptsächlich bezogen auf Schmerzen, Appetit, Erbrechen und Fieber, ergab folgende Zahlen:

Bei Karzinomen 462 wesentliche Besserungen bzw. Beschwerdefreiheit, 61 nicht sicher festgestellte Besserungen, 41 unverändert, 10 am Anfang der Behandlung beschwerdefrei.

Bei Sarkomen 28 wesentliche Besserungen, 5 nicht sicher festgestellte Besserungen, 4 unverändert.

Bei akuter Leukämie 11 wesentliche Besserungen bzw. Beschwerdefreiheit.

Bei maligner Lymphogranulomatose 11 wesentliche Besserungen bzw. Beschwerdefreiheit.

Aus der Statistik von Dr. Sandberg geht also eine enorme objektive und subjektive Besserung bzw. Symptomfreiheit bei verschiedenen Malignomen hervor, die im Durchschnitt über 80 % liegt.

7.4   Immunologische Defizienz bei Malignomen

Malignome, die die lymphoiden Organe befallen, entstehen aus einer immunologischen Defizienz, die von dem Befall der betreffenden Organe abhängig ist.(1,2,4) Bei Malignomen ist die Defizienz meist im System der T- und B-Zellen feststellbar (Myelom, Lymphatische Leukämie). Auch Patienten mit anderen Formen von Krebs weisen wegen des Abfalls der T-Zellen immunologische Anomalien auf, und zwar schon am Anfang des malignen Prozesses.(1,3,4) Bedeutende Immundefizienzen kann man mit dem Grad der Erkrankung verbinden. Die Ursachen dieser Defizienz sind bis heute unerforscht; man nimmt aber an, daß der Tumor selbst oder das ihn verursachende Agens dafür

255

verantwortlich ist.(36) Die Antikörperbildung entwickelt sich meist im fortgeschrittenen Krankheitsstadium.(4,18,20) Dieselben Patienten zeigen einen verlängerten Abfall in der Quantität der Makrophagen.(1) Auch die Frage, ob sich die spezifische immunologische Toleranz bei dem an einem Tumor erkrankten Menschen entwickelt, kann noch nicht beantwortet werden. Es gibt eine Anzahl von Beweisen, daß ein geschwächter immunologischer Status des Menschen die Tumorbildung begünstigt.(1,2,3,4) Einige Forscher sind sogar der Meinung, daß die immunologische Defizienz als ätiologischer und pathogenetischer Faktor für die Entwicklung von Tumoren maßgeblich ist.(37,38,39)

Die malignen Erscheinungen treten häufiger im Alter als in der Kindheit auf.(3,4,40,41,42) Ursächlich hierfür kann der schwache immunologische Mechanismus des Alters sein.(41,42) Unabhängig von der Ursachenforschung bleibt die Tatsache, daß die Immunsuppression die Möglichkeit des Auftretens von Tumoren vergrößert und die latente Zeitspanne zwischen der Erscheinung des Tumors und der vorhergehenden Anwendung der Karzinogene verkürzt.(1,2,18) Fast alle Karzinogene wirken immunsuppressiv.(43, 44) Onkogene Viren verursachen eine große Immunsuppression.(41) Menschen, die immunsuppressive Medikamente eingenommen haben, erlitten häufiger maligne Erkrankungen im Vergleich zu anderen.(18,43) Malignome, die bei solchen Patienten vorkommen, sind: Retikulosarkom, Lymphosarkom, Karzinom der Haut und des Gebärmutterhalses.(44)

Patienten mit einer Primär-Immundefizienz erkranken sehr viel häufiger an Krebs als andere Menschen ihres Alters. Das immunologische System solcher Patienten kann den malignen Tumor verursachen, weil es durch die antigene Stimulation für die Proliferation angeregt wird.(1,18,32)

7.5   Immuntherapie bei Malignomen

Wie schon gesagt, habe ich bei meinen Patienten mit Malignomen die immunologische Therapie mit Gesamt-Thymusextrakt (THX) in Form einer kontinuierlichen, intermittierenden Behandlungsweise angewandt. Die Anwendung bestand aus mehreren Serien von täglich 10 ml THX intramuskulär für die Dauer von 6 Wochen mit einer Pause von 3 Monaten im Laufe von 1 bis 2 Jahren.(45) Bei allen Fällen wurde eine schwere immunologische Defizienz festgestellt, die das Wachstum und die Entwicklung der Malignome begünstigte.

(45,46) Der Gesamt-Thymusextrakt wirkt frisch hormonal über die Thymushormone und positiv immunologisch über die immunkompetenten Substanzen und über verschiedene Enzymsysteme.(47,48,49)

Durch die Wirkung des Thymusextraktes erlangen die T-Lymphozyten die Fähigkeit, sich unter dem Einfluß der Transferfaktoren - der Mediatoren -, die sich in ihnen befinden, zu aktiven Lymphoblasten zu transformieren. Sie zeigen nach der Sensibilisierung eine maximale Aktivität.(47,48,49) Die sensibilisierten T-Lymphozyten erzeugen eine zytotoxische Substanz - Lymphotoxin -, die zur Zytolyse und Destruktion der malignen Zellen führt. Diese Art der Lymphozyten nennt man "Killer-Zellen". Ihre Aktivität verdanken die T-Lymphozyten den Impulsen, die sie vom Thymus erhalten, d.h. vom humoralen Faktor der Thymusdrüse.(50,51) Dieser Faktor erzeugt eine Aktivierung der intrazellularen cyclischen Adenosinmonophosphate (c-AMP) in den Lymphozyten, was eine Erhöhung der Produktion der c-GMP ergibt, zu dem auch Lymphotoxin gehört; der Faktor ist für die Kontrolle des immunologischen Systems bei malignen Erkrankungen entscheidend.(50,51) Durch die Applikation des THX wird die unzureichende Fähigkeit der Lymphozyten korrigiert, sich durch die Mediatoren in "Killer-Zellen" zu transformieren.(51)

Die Behandlung meiner Patienten hatte einen Erfolg von 75 - 80 %, der sich in einer Verbesserung des Allgemeinbefindens, in der Regression der Metastasen und in relativ guter klinischer Remission äußerte.(45)

Augenscheinliche Verbesserungen im allgemeinen Wohlbefinden und in der Regression der Metastasen konnten schon nach der ersten Serie der Anwendung des Thymusextraktes festgestellt werden.

Die Erwartungen für eine solche Behandlung der Malignome sind hoch einzuschätzen, obwohl die Wissenschaft am Anfang der ersten Phase solcher Forschungen steht. Aber die ersten Resultate sind ermutigend, die Immuntherapie bei Malignomen einzusetzen. Eine sichtbare Immunreaktion führt zur Regression weiterer Metastasen, und die Immuntherapie mit THX verlängert die Dauer, die für das Wachstum und die Entwicklung des malignen Prozesses nötig ist, besonders in Fällen, in denen sich meine Therapie an Operationen, Bestrahlungen oder an eine Chemotherapie anschloß.(45)

Eine gezielte Immuntherapie kann, wie sich das in letzter Zeit durch zusätzliche Anwendungen, z.B.

Hyperthermie, gezeigt hat, zu einer völligen Remission der Malignomen führen.

Vorteile des Gesamt-Thymusextraktes gegenüber allen bisher bekannten Immuntherapeutika sind:

a) keine Allergisierung,

b) keine unerwünschten Reaktionen,

c) nur leichte lokale Reaktionen in 5 bis 10 % der Fälle,

d) gute Verträglichkeit,

e) keine Anzeichen von Überdosierung.

Man kann THX über längere Zeit ohne Komplikationen anwenden.

7.6. Fallstudie

Behandlung von Ca-spinocellulare mit Gesamt-Thymusextrakt

Es handelt sich um eine 84 Jahre alte Polin, die Anfang 1982 an einem Tumor auf der Naselwurzel - an der rechten Nasenseite bis auf das Augenlid ausgeweitet und auf der linken Seite auf das Augenlid übergreifend - erkrankte. Bis zur Aufnahme in die Klinik für Infektionskrankheiten der Medizinischen Akademie Poznań (Polen) erfolgte keine Behandlung.

Der Tumor wurde pathohistologisch als Ca-spinocellulare diagnostiziert. Wegen der fortgeschrittenen Krankheit, des hohen Alters und des schlechten Allgemeinzustandes der Patientin waren chirurgische Intervention und Strahlentherapie nicht möglich. Die Ärzte entschlossen sich deshalb zu einer Behandlung mit dem lyophilisierten Gesamt-Thymusextrakt THYMEX-L* und verzichteten auf jegliche Zusatztherapie. Es wurden täglich 150 mg THYMEX-L i.m. injiziert. Nach 42 Einspritzungen wurde die Behandlung für die Dauer von 6 Wochen unterbrochen. Danach wurde sie erneut 28 Tage mit THYMEX-L-Injektionen behandelt.

Die Aufnahmen des Krankheitsverlaufes sind im Abstand von 10 bis 14 Tagen gemacht worden. Neben dem sichtbaren lokalen Befund besserte sich auch der Allgemeinzustand der Patientin von Tag zu Tag. Nach einer neuerlichen Pause von 6 Wochen soll sich eine dritte THYMEX-L-Behandlung anschließen.

---

* Firma Maksimovic & Co, Biologische Arzneimittel, CH-2046 Fontaines/NE

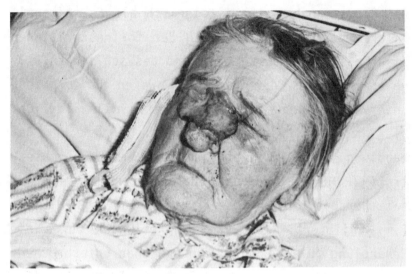

Vor der Behandlung mit Thymex-L

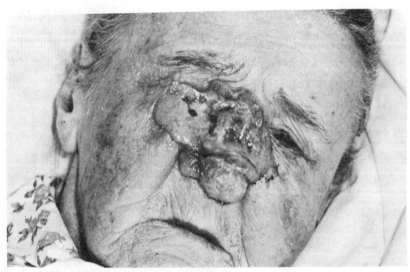

Während der Behandlung mit Thymex-L

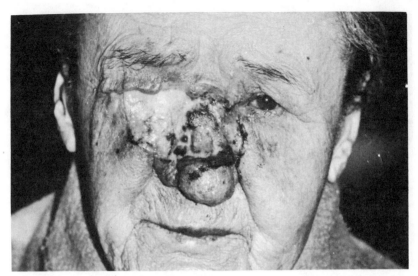

Während der Behandlung mit Thymex-L

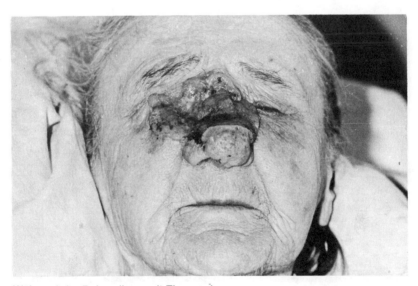

Während der Behandlung mit Thymex-L

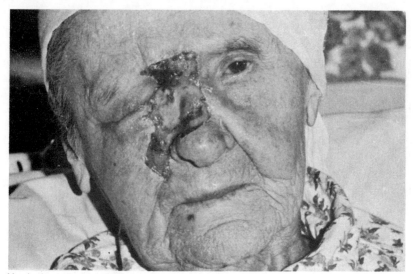

Nach der I. Behandlung mit Thymex-L

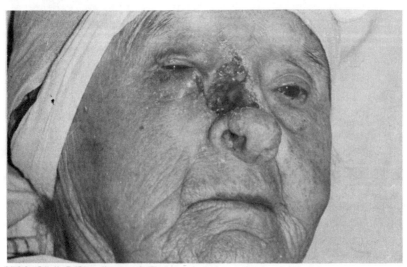

Nach der II. Behandlung mit Thymex-L

7.7 Schlußfolgerung

Aufgrund der Bearbeitung meines Erfahrungsmaterials von 254 Personen, die an malignen Tumoren erkrankt waren, konnte ich feststellen, daß die Immuntherapie mit THX zu einer Verbesserung des immunologischen Zustands, zur Regression der Metastasen und zu relativ guter klinischer Remission führt.

Die besten Behandlungserfolge zeigten sich bei malignen Erkrankungen der Brust, des Uterus und der Prostata, und zwar mit der Verbesserungsquote von 80 %, die besonders in Form der Regression der Metastasen und einer Verbesserung des allgemeinen Wohlbefindens zu Tage trat. Durch die Stimulation des lymphoiden Gewebes wurde eine Inhibition des Wachstums der Tumoren erreicht, was besonders in letzter Zeit als aktueller Erfolg der Immuntherapie bei Krebs angesehen wird.

In allen Fällen erreichte ich durch die Regression zahlreicher Metastasen des malignen Tumors einen klinischen Erfolg. Die Immuntherapie mit THX geht von der Stimulation des immunologischen Systems aus, und zwar durch das Vorhandensein der Immunpotentiatoren, die das Wachstum und die Entwicklung von Krebs verhindern, die Metastasen verschwinden lassen und dadurch die Regression des Primärtumors und der Metastasen begünstigen.

Zum Schluß kann gesagt werden, daß die Immuntherapie eine bedeutende Rolle in der künftigen Behandlung der malignen Erkrankungen spielen wird. Am günstigsten wirkt sich diese Therapie in den Fällen aus, in denen die Tumormasse noch klein oder durch die Chemotherapie verkleinert worden ist. Ein spontanes Verschwinden des Tumors oder eine vollkommene Heilung des Erkrankten mit einem verbreiteten Krebs ist bis heute noch nicht erreicht worden.

Ich hoffe, daß in Zukunft exakte Lösungen gefunden werden. Bis dahin müssen wir uns mit dem Präzisieren der Immunstimulation, der Immunpotenzierung und Immunmodulation sowie einer fortschrittlichen Kontrolle des immunologischen Mechanismus im Organismus begnügen.

7.8   Graphische Auswertung meines Erfahrungsmaterials

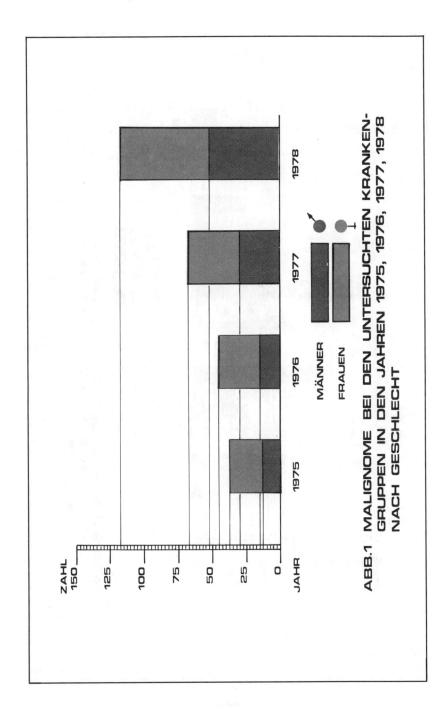

ABB.1 MALIGNOME BEI DEN UNTERSUCHTEN KRANKEN-
GRUPPEN IN DEN JAHREN 1975, 1976, 1977, 1978
NACH GESCHLECHT

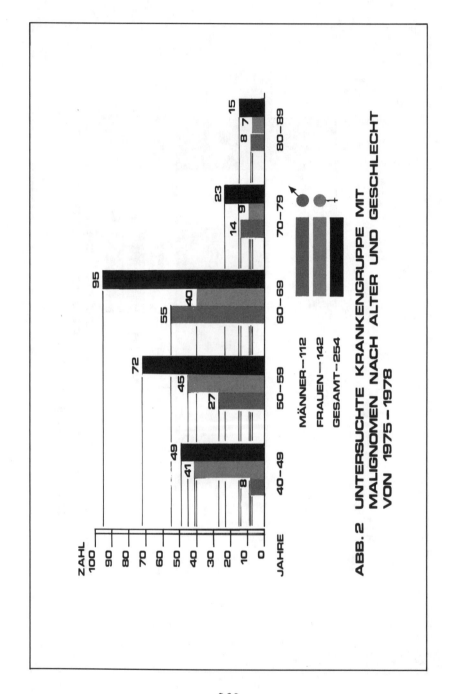

ABB.2 UNTERSUCHTE KRANKENGRUPPE MIT MALIGNOMEN NACH ALTER UND GESCHLECHT VON 1975–1978

MÄNNER—112
FRAUEN—142
GESAMT—254

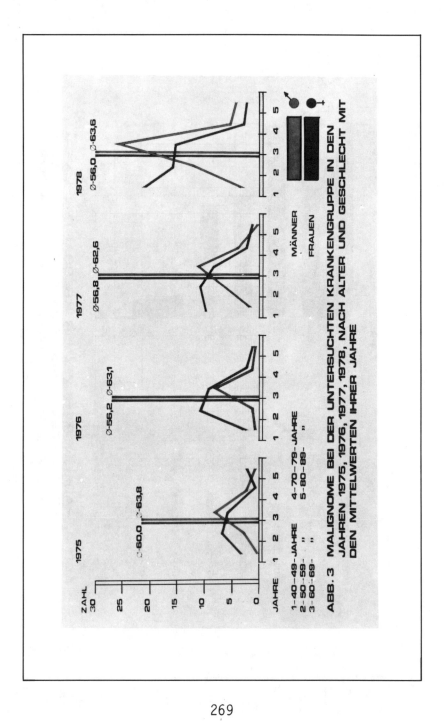

ABB. 3 MALIGNOME BEI DER UNTERSUCHTEN KRANKENGRUPPE IN DEN JAHREN 1975, 1976, 1977, 1978, NACH ALTER UND GESCHLECHT MIT DEN MITTELWERTEN IHRER JAHRE

1 – 40 – 49 – JAHRE
2 – 50 – 59 – "
3 – 60 – 69 – "
4 – 70 – 79 – JAHRE
5 – 80 – 89 – "

MÄNNER

FRAUEN

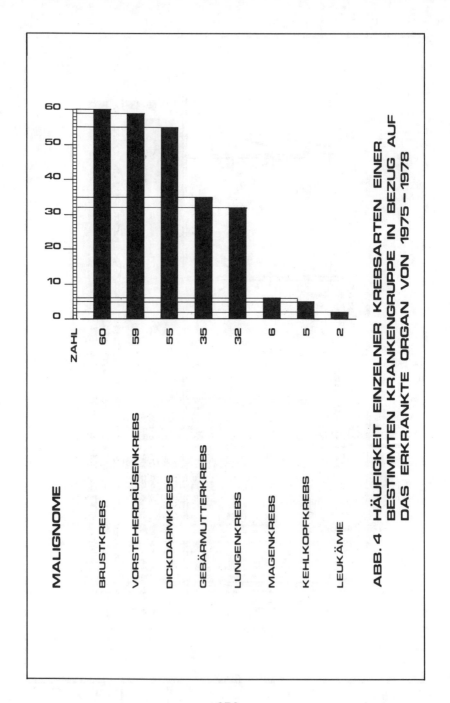

ABB. 4 HÄUFIGKEIT EINZELNER KREBSARTEN EINER
BESTIMMTEN KRANKENGRUPPE IN BEZUG AUF
DAS ERKRANKTE ORGAN VON 1975–1978

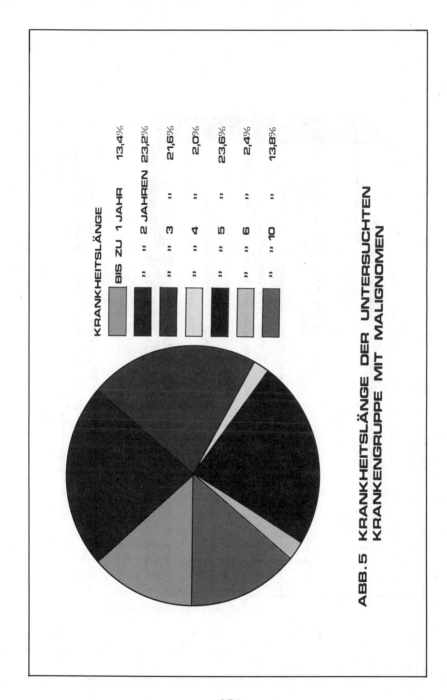

KRANKHEITSLÄNGE

BIS ZU 1 JAHR		13,4%
„ „ 2 JAHREN		23,2%
„ „ 3 „		21,6%
„ „ 4 „		2,0%
„ „ 5 „		23,6%
„ „ 6 „		2,4%
„ „ 10 „		13,8%

ABB.5 KRANKHEITSLÄNGE DER UNTERSUCHTEN
KRANKENGRUPPE MIT MALIGNOMEN

JAHR	KRANKEN-ZAHL	ERHALTUNGSDOSIS BEI MALIGNOMEN
1975—76	154	4 × 42 INJEKTIONEN JEDES JAHR, FÜR DIE DAUER VON ZWEI JAHREN
1976—77	181	4 × 42 INJEKTIONEN JEDES JAHR, FÜR DIE DAUER VON ZWEI JAHREN
1977—78	120	4 × 42 INJEKTIONEN JEDES JAHR, FÜR DIE DAUER VON ZWEI JAHREN

ABB. 6 INTERMITTIERENDE, KONTINUIERENDE ANWEN - DUNG VON T H X BEI DER UNTERSUCHTEN KRANKENGRUPPE

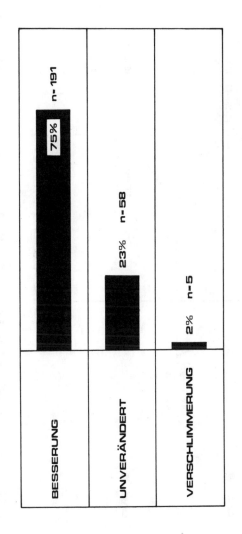

ABB. 7 THERAPIEERGEBNIS DER VERWENDUNG VON
T H X BEI MALIGNOMEN

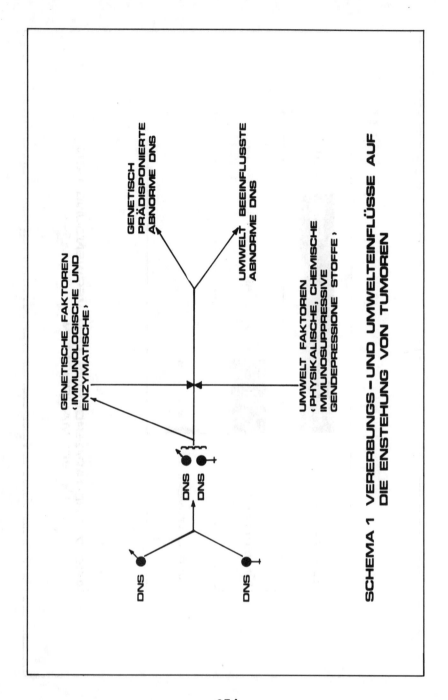

SCHEMA 1 VERERBUNGS-UND UMWELTEINFLÜSSE AUF
DIE ENSTEHUNG VON TUMOREN

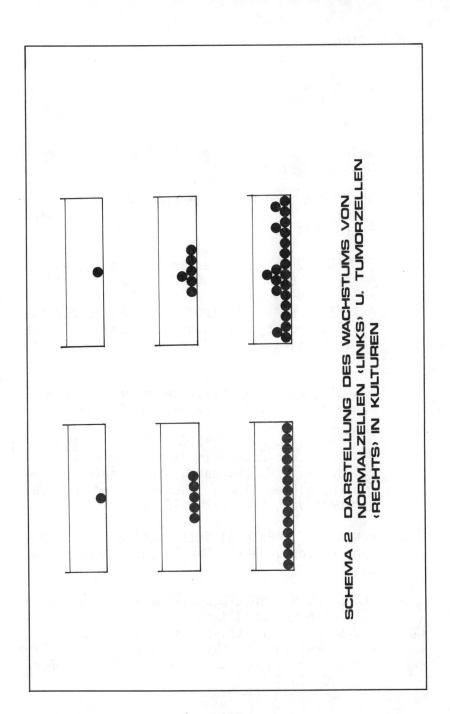

SCHEMA 2 DARSTELLUNG DES WACHSTUMS VON
NORMALZELLEN ⟨LINKS⟩ U. TUMORZELLEN
⟨RECHTS⟩ IN KULTUREN

7.9   Literatur

(1)   ALEXANDER, J.W., GOOD, R.A.: Fundamentals of clinical Immunology, Philadelphia - London - Toronto 1977

(2)   WEIR, D.M.: Immunology, Edinburgh - London - New York 1977

(3)   HUGH, R.K., BARBER: Immunobiology for the clinician, New York - London - Sydney - Toronto 1977

(4)   THOMSON,R.A.: Recent advances in clinical immunology, Edinburgh - London - New York 1977

(5)   AARONSON, S.A., TODARO, G.J.: Basis for the acquisition of malignant potential by mouse cells cultivated in vitro, Science 162, 1024, 1968

(6)   MACKLIN, M.T.: Inheritance of cancer in man, Schweiz. Z. Pathol. Bacteriol. 18, 463, 1955

(7)   MILLER, J.A., MILLER, E.C.: Chemical and radiation carcinogenesis in man and experimental animals, U: Nygaard, O.F.: Radiation research: Biomedicinal, chemical, and physical perspectives, New York 1975, str. 158

(8)   HOUCK, J.C.: General introduction to the chalone concept, Natl. Cancer Inst. Monogr. 38, 1, 1973

(9)   SUURKÜLA, M., BOERYD, B.: Tumor metastasis in mice with reduced immune reactivity, IV Restoration of relative resistance to metastasis formation in thymectomized sublethally irradiated mice by spleen cells, Pathol. Eur. 10, 299, 1975

(10) HELLSTRÖM, K.E., MÖLLER, G.: Immunological and immunogenetic aspects of tumor transplantation, Progr. Allergy 9, 158, 1965

(11) WILLIS, R.A.: Pathology of tumors, London 1967[4]

(12) VASSAR, P.S.: The electric charge density of human tumor cell surfaces, Lab. Invest. 12, 1072, 1963

(13) HUEPER, W.C.: Environmental Carcinogenesis and cancers, Cancer Res. 21, 842, 1961

(14) CONE, L., UHR, J.: Immunological deficiency disorders associated with chronic lymphocytic leukemia and multiple myeloma, J.Clin.Invest. 43, 2241, 1964

(15) APFFEL, C.A.: Nonimmunological host defenses: a review, Cancer Res. 36, 1527, 1976

(16) PLAYFAIR, J.H.Z.: Cell cooperation in the immune response, Clin. Exptl. Immunol. 8, 83, 1971

(17) HAUSCKA,T.S.: The chromosomes in ontogeny and ancogeny, Cancer Res. 21, 957, 1961

(18) TROSKO, J.E., CHU, E.H.: The role of DNA repair and somatic mutation in carcinogenesis, Adv. Cancer Res. 21, 391, 1975

(19) MITELMAN, F., LEVAN, F.: Do only a few chromosomes carry genes of prime importance for malignant transformation?, Lancet 1, 264, 1976

(20) SÜSS, R., KINZEL, V., SCRIBNER, J.D.: Cancer-Experiments and concepts, New York - Heidelberg - Berlin 1973

(21) HUGGINS, C.: Hormone dependent cancers, J. Am.Med.Ass. 186., 481, 1963

(22) HARDY, J.D.: Hormones in cancer growth and treatment, Bull. Soc. Int.Chir. 34, 210, 1975

(23) EPSTEIN; M.A.: Human putative oncogenic herpes viruses, Bibl. Haematol. 43, 318, 1975

(24) GROSS, L.: Editorial: The role of C-Type and other oncogenic virus particles in cancer and leukemia, N. Engl. J. Med. 294, 724, 1976

(25) CAPURRO, P.M.: Hydrocarbon exposure and cancer, Lancet 2, 253, 1976

(26) ROWENTREE, C.: X-ray cancer, Brit. Med. J. 2, 1111, 1922

(27) MAURER, H.R.: Chalones: specific regulators of eukaryote tissue growth, U. Telwar G.P. ed.: Regulation of growth and differentiated function in eukarxote cells, New York 1975, str. 69

(28) HELLSTRÖM, J., HELLSTRÖM, K.E., PIERCE, G.E.: Cellular and humoral immunity to different types of human neoplasms, Nature 220, 1352, 1968

(29) BURNET, M.: Self and non self, Melbourne University Press, Melbourne 1969

(30) KALLIS, N., MOLOMUT, N., HARRIS, J.L., GAULT, S.D.: Effect of previously injected immune serum and tissue on survival of tumor graft in mice, J. Natl. Cancer Inst. 13, 847, 1953

(31) HERSH, E.M., GUTTERMAN, J.U., MAVLIGIT, G.M.: Anergy in cancer, Int. J. Dermatol. 15, 112, 1976

(32) SARRIAS, R., GUMMA, J., GRI, E., PUIGDOLLERS, J.M.: Immunological impairment in patients with non lymphoid cancer: correlation with the tumoral stage, response to treatment and survival, Cancer 37, 724, 1976

(33) CRAWFORD, L., DULBECCO, R., FRIED, M., MONTA-GNIER, L., STOCKER, M.: Cell transformation by different forms of polyoma viruses DNA, Proc. Nat. Acad. Sci. 52, 148, 1964

(34) REILLY, C.A., PRITCHARD, D.J., BISKIS, B.O., FIKEL, M.P.: Immunological evidence suggesting a viral etiology of human osteosarcoma, Cancer 30, 603, 1972

(35) HAUSEN, H.: Biochemical approaches to detection of Epstein-Barr virus in human tumors, Cancer Res. 36, 678, 1976

(36) GROSS, L.: Cancer Res. 3, 326, 1943 zit. n. FAIRLEY, G.H.: Immunity to malignant disease in man, Brit. Med. J. 24, 467, 1969

(37) OLEINICK, A.: Leukemia or lymphoma occuring subsequent to an autoimmune disease, Blood 29, 144, 1967

(38) STUTMAN, O.: Carcinogen-induced immune depression; absence in mice resistant to chemical oncogenesis, Science 166, 620, 1969

(39) SIEGEL, B.V., MORTON,J.I.: Depressed antibody response in the mouse infected with Rausher leukemia virua, Immunology 10, 559, 1966

(40) MARTIN, E., JUNOD, J.P.: Gerontologie, Paris
      - New York - Barcelone - Milano 1977

(41) DILMAN, V. M.: Age-assicuated elevation of
      threshold feed-back control and its role in
      development, aging and disease, Lancet 1,
      1211, 1971

(42) YUNIS, E.J., GREENBERG, L.J.: Immunopathology
      of aging, Fed. Proc. 33, 2017-19, 1974

(43) BALNER, H., DERSJANT, H.: Increased oncogenic
      effekt of methylcholanthrene after treatment
      with anti lymphocyte serum, Nature 224, 376,
      1969

(44) STARZL, T.E., PORTER, K., ANDRES, G.: Long
      term survival after renal transplantation in
      humans with special reference to histocompa-
      tibility matching, homograft, glomerulone-
      phritis, heterologous ALG and recipient mali-
      gnancy, Ann.Surg. 172, 473, 1970

(45) PESIC, M.: Erfahrungsheilkunde 26, 521, Hei-
      delberg 1977

(46) SANDBERG, E.: "THX", Schweden 1968

(47) GOLDSTEIN, A.L., u.a.: The role of thymosin
      and the endocrine thymus on the ontogenesis
      and function of t-cells, Nachdr. New York
      1975

(48) GOLDSTEIN, A.L., u.a.: Purification and pro-
      perties and clinical applications, in: Biolo-
      gical Activity of Thymic Hormones, Rotterdam

(49)   GOLDSTEIN, A.L., u.a.: Thymosin and the immu-
       nopathology of aging, Fed. Proceedings Vol.
       33, No. 9, 1974

(50)   GOLDSTEIN, A.L., u.a.: Regulation of immune
       balance by thymosin: potential role in the
       development of suppressor t-cells, Nachdr.
       New York 1976

(51)   GOLDSTEIN, A.L., u.a.: Use of thymosin in the
       treatment of primary immunodeficiency disea-
       ses and cancer, Medical Clinics of North Ame-
       rica Vol. 60, No. 3, 1976

8. THX ALS PROPHYLAXE BEI MALIGNOMEN

8.1 Einleitung

Die moderne Immunologie erforscht intensiv Aspekte bei Krebserkrankungen. Nur durch vorsichtige, schrittweise durchzuführende Untersuchungen können neue Erkenntnisse gewonnen werden.

Die wichtigste Eigenschaft der malignen Tumoren vom klinischen Standpunkt aus ist der Zellenzuwachs, der auf eine nicht organische Weise vor sich geht und die Tendenz hat, Tumorzellen zu vermehren, und zwar unter Bedingungen, die anscheinend keine normale Kontrolle des Zuwachses zulassen.

Man konnte experimentell nachweisen, daß spezifische immunologische Reaktionen in der natürlichen Entwicklung des Tumors eine wichtige Rolle spielen. Obwohl bis heute Beweise in der Humanmedizin noch nicht in ausreichendem Maße vorliegen, können ähnliche immunologische Reaktionen bei der Entwicklung der Resistenz für einen Tumorzuwachs von Bedeutung sein.

Bei Versuchen an Tieren konnte man durch immunologische Mittel in einigen Fällen die Onkogenese verhindern. Die Immunisation gegen onkogenetische Viren inhibiert eine spätere durch Viren verursachte Entwicklung eines Tumors. So kann auch die immunpotenzierende Behandlung mit Gesamt-Thymusextrakt wie auch die unspezifische immunpotenzierende Behandlung mit BCG das Entstehen von Tumoren verzögern.

Daraus ergibt sich die natürliche Anwendung der Immunprophylaxe.

Aus den bisherigen immunologischen Erkenntnissen und Beobachtungen wird gefolgert, daß sich die Entwicklung eines Tumors bei Menschen durch die Techniken der Immunisation verhindern läßt. Leider wird das bisher nur von den Theoretikern der Immunologie diskutiert. Diese so wichtige potentielle Idee sollte von ihnen aber eingehender durchdacht, erforscht und kontrolliert werden. Ebenso sollten die immunologischen Kriterien einer angewandten Immunprophylaxe genau untersucht werden. Dafür bietet sich nach den heutigen Erkenntnissen an, als spezifische immunprophylaktische Technik den Gesamt-Thymusextrakt zur Verhinderung der Onkogenese einzusetzen.

8.2   Meine Beobachtungen und Erfahrungen

Zum Nachweis der prophylaktischen Wirkung des THX bei malignen Tumoren habe ich im Institut für Gesamte Thymusforschung in Bad Harzburg die Behandlung von 6.205 Erkrankten (2.855 Männer und 3.350 Frauen) in den Jahren 1975 bis 1979 durchgeführt. Die meisten meiner Patienten waren schon 60 bis 70 Jahre alt, das Durchschnittsalter betrug 65 Jahre. Die untersuchte Gruppe litt gleichzeitig an 2 bis 3 chronischen Krankheiten, in erster Linie an kardiovaskulären Erkrankungen, danach an solchen des zentralen Nervensystems, lokomotorischen Erkrankungen und dgl.

Die Erkrankten hatten also einen sehr schwachen Abwehrmechanismus in den Organen und litten gleichzeitig an verschiedenen Krankheiten. Hinzu kommt, daß diese Personen sich in der dritten Phase ihres Lebens befanden, in der das immunologische System des Körpers gestört ist, die Zellen vermindert sind und das Verhältnis der T- und B-Zellen divergiert. Kennt man die Definition des immunologischen Systems und auch die Entwicklung des Paraproteins und der autoimmunen Körper, ist die Anwendung der Thymustherapie als immunologische Behandlung ein Imperativ für diese Gruppe von Erkrankten.

Im Laufe von 5 Jahren trat bei dieser Gruppe von Patienten, die mit Thymusextrakt behandelt wurden, kein einziger Fall von malignen Erkrankungen auf. Ich glaube darum, eine wichtige Prophylaxe und ein Präventiv gegen maligne Erkrankungen gefunden zu haben. Ich nahm meine Kenntnisse über die moderne Immunologie zur Hilfe, wonach die Disfunktion des Systems der Immunität wie auch der genetische Faktor bestimmend für die Entwicklung der malignen Erkrankungen ist.

Die Kranken, die ich beobachtet und behandelt habe, sind bekanntlich für die malignen Erkrankungen besonders anfällig, weil - statistisch nachgewiesen - ein Drittel der über Sechzigjährigen an Malignomen erkrankt und daran stirbt. Demnach dient die immunologische Therapie mit Thymusextrakt als Prophylaxe zur Verhinderung der malignen Erkrankungen, besonders bei den Personen, die schon genetisch dieser Krankheit ausgesetzt sind wie auch bei denen, die im mittleren und hohen Alter stehen.

8.3   Therapie

Bei meinen Patienten wurde die immunologische Behandlung mit dem in Wasser löslichen Gesamt-Thymusextrakt durchgeführt, und zwar 3 Wochen lang, in progredienten Fällen der chronischen und degenerativen Erkrankungen sogar 6 Wochen lang. Die Erkrankten erhielten täglich 10 ml THX.

Durch die Behandlung mit Thymusextrakt kam es schon nach 3 bis 6 Wochen zur Besserung; ein endgültiger Erfolg konnte in 75 bis 80 % der Fälle verzeichnet werden. In der Therapiezeit gab es außer in 5 bis 10 % der Fälle einer lokalen Reaktion keine unerwünschten Folgen.

Während der Behandlung habe ich immunologische Parameter erstellt, die nach 3 bis 6 Wochen eine Verbesserung der Funktion des immunologischen Systems ergaben. 6 Monate nach der Behandlung war die Funktion des gestörten immunologischen Systems im Organismus wiederhergestellt.

Da die malignen Erkrankungen als Folge eines gestörten immunologischen Mechanismus im Körper betrachtet werden - wobei es zu autoimmunen Reaktionen kommt -, bin ich der Meinung, daß eine Herstellung des immunologischen Systems als Prophylaxe gegen die malignen Erkrankungen dienen kann.

Die meisten meiner Patienten kamen im Laufe von 2 bis 3 Jahren wieder zur immunologischen Kur mit Gesamt-Thymusextrakt. Da es sich überwiegend um Patienten handelte, die sechzig, siebzig und achtzig Jahre alt waren, außerdem jeder an 2 oder mehreren chronischen Krankheiten mit gestörter immunologischer Funktion des Organismus litt, bestanden berechtigte Indikationen für eine immunologische Behandlung mit Gesamt-Thymusextrakt.

Im Laufe eines längeren Lebens besteht ein gestörtes Verhältnis der T-Zellen zu den B-Zellen; zudem hat die Immundefizienz der Zellen den normalen immunologischen Mechanismus gestört, so daß sich im Organismus Antikörper bilden, die nach den neuesten Erkenntnissen der Ursprung maligner Erkrankungen sind. So kann man die niedrige Aktivität der T- und B-Zellen, ihr gestörtes gegenseitiges Verhältnis, nämlich das Fehlen der Zellen, und das Erscheinen von Antikörpern im Organismus als maßgebend für die Entwicklung der malignen Erkrankungen betrachten.

8.4   Schlußfolgerung

Nach der Beobachtung von 6.205 Patienten stellte ich fest, daß die Behandlung mit Gesamt-Thymusextrakt (THX) zur Normalisierung der immunologischen Funktion im Organismus geführt hat. Ich meine, daß eine Immuntherapie mit THX die Stimulation des immunologischen Systems bewirkt und Entwicklung und Wachstum von Malignomen verhindert.

Die Zukunft der immunologischen Therapie mit Thymusextrakt als Prophylaxe bei Malignomen ist vielversprechend, obwohl sich die Immunologie noch immer in der Anfangsphase ihrer Forschung befindet. Zur Zeit müssen wir uns damit begnügen, die Immunstimulation, die Immunpotentation und die Immunmodulation zu präzisieren und zudem bestrebt sein, noch bessere Erfolge und eine bessere Kontrolle des immunologischen Mechanismus in den Organen zu erzielen.

8.5   Graphische Auswertung meines Erfahrungs-
materials

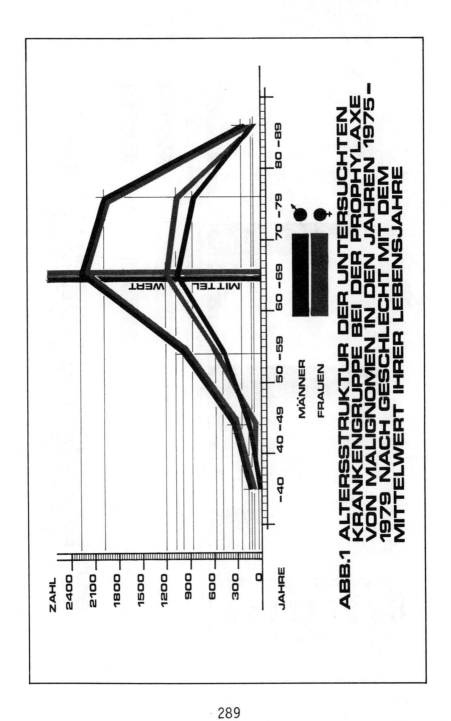

ABB.1 ALTERSSTRUKTUR DER UNTERSUCHTEN KRANKENGRUPPE BEI DER PROPHYLAXE VON MALIGNOMEN IN DEN JAHREN 1975 – 1979 NACH GESCHLECHT MIT DEM MITTELWERT IHRER LEBENSJAHRE

289

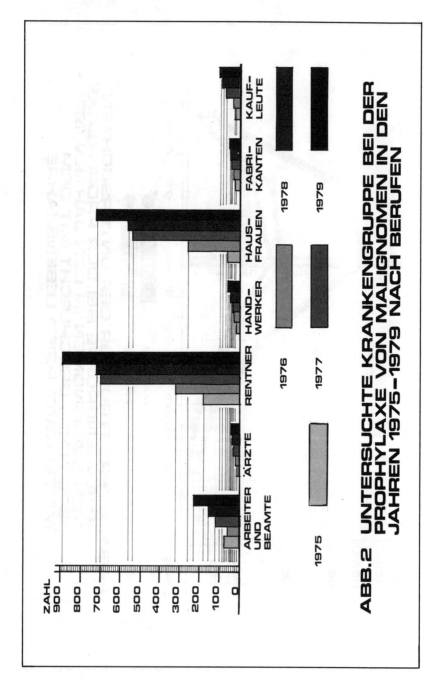

ABB.2 UNTERSUCHTE KRANKENGRUPPE BEI DER PROPHYLAXE VON MALIGNOMEN IN DEN JAHREN 1975–1979 NACH BERUFEN

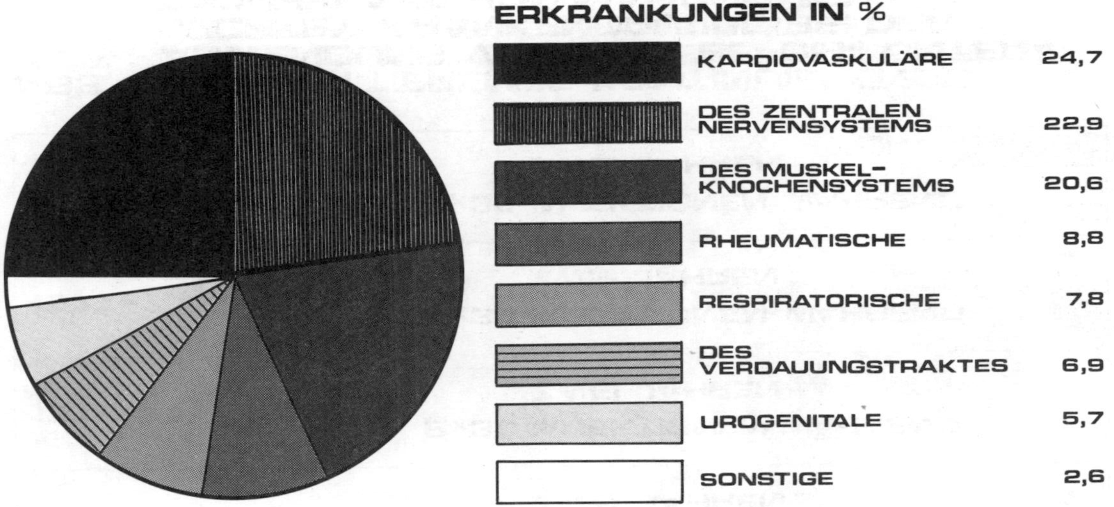

ERKRANKUNGEN IN %

KARDIOVASKULÄRE	24,7
DES ZENTRALEN NERVENSYSTEMS	22,9
DES MUSKEL–KNOCHENSYSTEMS	20,6
RHEUMATISCHE	8,8
RESPIRATORISCHE	7,8
DES VERDAUUNGSTRAKTES	6,9
UROGENITALE	5,7
SONSTIGE	2,6

ABB.3 BEGLEITENDE KRANKHEITEN DER UNTERSUCHTEN KRANKENGRUPPE BEI DER PROPHYLAXE VON MALIGNOMEN IN DEN JAHREN 1975–1979

JAHRE	KRANKEN ZAHL	ERHALTUNGSDOSIS BEI DER UNTERSUCHTEN KRANKENGRUPPE
1975–76	750	2×30 INJEKTIONEN WÄHREND ZWEI JAHREN
1976–77	1 310	2×30 INJEKTIONEN WÄHREND ZWEI JAHREN
1977–78	1 805	2×30 INJEKTIONEN WÄHREND ZWEI JAHREN
1978–79	2 340	2×30 INJEKTIONEN WÄHREND ZWEI JAHREN

ABB.4 INTERMITTIERENDE, KONTINUIERENDE ANWENDUNG VON THX BEI DER UNTER- SUCHTEN KRANKENGRUPPE BEI DER PROPHYLAXE VON MALIGNOMEN

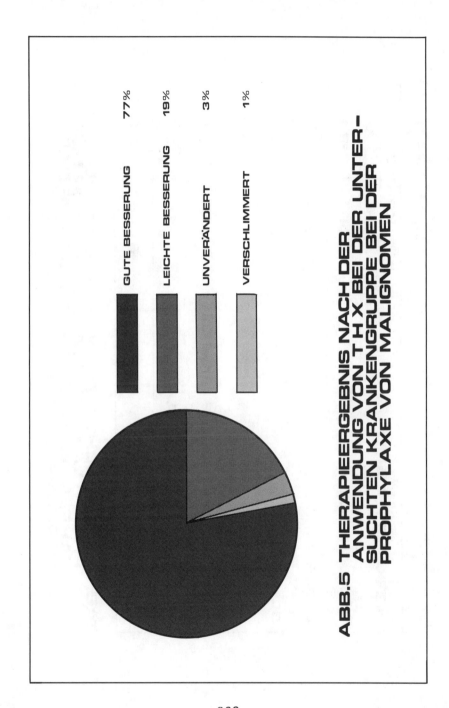

GUTE BESSERUNG 77%

LEICHTE BESSERUNG 19%

UNVERÄNDERT 3%

VERSCHLIMMERT 1%

ABB.5 THERAPIEERGEBNIS NACH DER ANWENDUNG VON T H X BEI DER UNTER– SUCHTEN KRANKENGRUPPE BEI DER PROPHYLAXE VON MALIGNOMEN

HERKUNFTSLAND	KRANKEN	
	ZAHL	%
DEUTSCHLAND	5 097	82,1
JUGOSLAWIEN	830	13,4
SCHWEDEN	210	3,4
HOLLAND	32	0,5
SONSTIGE EUROPÄISCHE STAATEN	25	0,4
AMERIKA UND AUSTRALIEN	11	0,2
GESAMTZAHL	6 205	100,0

TAB. UNTERSUCHTE KRANKENGRUPPE BEI DER PROPHYLAXE VON MALIGNOMEN IN DEN JAHREN 1975–1979 IN BEZUG AUF DAS HERKUNFTSLAND

9. MORBUS DOWN

Anwendung der biologisch-komplementären
immunpotenzierenden Therapie bei Mongolismus

9.1 Einleitung

Mongolismus, auch Down-Krankheit genannt, ist eine
Erkrankung mit kongenitalen Störungen, also mit dafür typischem charakteristischen Gesichtsausdruck
und Schwachsinn.(1,2,3,4)

Solche Kinder werden nach der Statistik vorwiegend
von älteren Müttern - durchschnittlich 36 Jahre -
geboren. Das Durchschnittsalter aller Mütter bei
der Geburt ihres Kindes liegt bei 28 Jahren.

Oft werden psychische und physische Traumata während der Schwangerschaft als Gründe angeführt, die
gewisse ätiopathogenetische Wirkungen haben könnten. LEGEN und seine Mitarbeiter haben festgestellt, daß mongoloide Kinder 47 statt 46 Chromoso-
men besitzen.(1,5,6) Pathoanatomisch ist bei ihnen
das Gehirn rundlicher als bei normalen Kindern gebildet und die Okzipitalseite steht senkrecht.

Das Gewicht des Gehirns bei mongoloiden Erwachsenen beträgt ca. 1000 g, das Relief ist weniger verzweigt, und manchmal besteht auch eine Asymmetrie der Hemisphären.

Der Statistik nach entfällt auf 1.000 Neugeborene 1 mongoloides Kind, prozentual ausgedrückt 0,6 bis 3.4 %.(1,2,3) Bei allen Oligophrenien beruhen 5 bis 10 % der Fälle auf Mongolismus.(1,2,4,5)

Die Diagnose kann bereits anhand des Gesichtsausdruckes gestellt werden; die psychomotorische Entwicklung ist dabei charakteristisch: Das Kind kann den Kopf zu einem wesentlich späteren Zeitpunkt aufrecht halten als ein gesundes Kind, es kann nicht selbständig sitzen und stehen, lernt schwerer sprechen, und dann meistens zusammenhanglos, und hat andere psychische Defekte.

Mongoloide Kinder sind in aller Regel von Gestalt klein, Handrücken und Finger sind kurz und dick, die Augenschlitze sind schief und beim Epikanthus besteht eine größere Entfernung. In allen Fällen des Mongolismus ist die Sehkraft gering. Die Muskulatur ist hypotonisch, Herzanomalien sind sehr häufig.

Mongoloide sind geistig zurückgeblieben und gehören zur Gruppe der Imbezillen, ihr Intelligenz-Quotient liegt zwischen 30 und 50 Punkten. Ein niedrigerer Quotient ist selten. Mongoloide, wie übrigens auch alle anderen Oligophrenie-Erkrankten, erreichen selten ein höheres Alter.(1,6,7,8)

9.2   Meine Studien

Hier sollen die Resultate der Behandlung von 236 Fällen Mongoloider im Institut für Gesamte Thymusforschung in Bad Harzburg dargestellt werden. In der Zeitspanne zwischen 1975 und 1979 wurden 158 männliche und 78 weibliche Patienten, die an Morbus Down litten, mit THX und einer einmaligen Implantation tierischer Zellsuspensionen behandelt. Ihr Durchschnittsalter betrug 9 Jahre.

Bei allen Fällen handelte es sich um solche von Imbezillität, in denen vorher die klinische Diagnose des Mongolismus mit medizinischer Verifikation festgestellt war. Meine Patienten kamen im schon fortgeschrittenen Stadium ihrer Erkrankung, also mit gestörter Intelligenzentwicklung; in fast allen Fällen bestand ein Erregungszustand mit ausgesprochen psychomotorischer Unruhe.

9.3 Immunologische Erklärung

Das Gehirn ist ein Organ, das ein eigenes immunologisches System hat und charakteristische immune
Reaktionen aufweist, die nach Entzündungs- und
degenerativen Erkrankungen zu oligoklonischen T-
Lymphozyten im zerebralen Liquor führen, und dann
ihrerseits auf bestimmte Antigene sensitiv wirken,
in die Nervenfaser eingehen und direkt das Myelin
vernichten.(9,10,11) Es ist wahrscheinlich, daß die
genetisch programmierte immunologische Defizienz
beim Mongolismus zum gestörten immunologischen
System und zu autoimmunen Reaktionen im ZNS führt,
wodurch das Myelin des Nervengewebes unmittelbar
vernichtet wird.

Wichtig ist darum, bei komplexer Betrachtung der
Immunität des Organismus auch die immunologische
Entität des ZNS zu erforschen. Die genetische Defizienz des immunologischen Systems des ZNS führt
wie auch Entzündungen und degenerative Erkrankungen
zur Bildung des Immunglobulins, wodurch höchstwahrscheinlich spezifische Antikörper synthetisiert
werden, die dann das Myelin des ZNS vernichten.

Da die Lymphozyten zur peripheren Zirkulation des Organismus gehören und die autoimmunen, degenerativen und Entzündungs-Erkrankungen die Barriere des Blutes und des Gehirns im Bereich der endothelialen Zellen der Blutgefäße für die Lymphozyten durchlässig machen, kommt es zur Stimulierung der T-Lymphozyten im Gehirn, die auf das basische Protein sensitiv wirken, so daß das Myelin angegriffen und geschädigt wird.

Genauso verhalten sich auch die Mitogene pokeweed mitogen (PWM) und Phytohaemaglutinin (PHA) sowie das Konkavalin. Es kommt zu einer Proliferation der Lymphozyten im zerebrospinalen Liquor; die T- und B-Lymphozyten werden stimuliert und zerstören das Myelin des ZNS.

Das wäre eine Erklärung für das autoimmune Wirken der Lymphozyten des Liquors, eine Synthese spezifischer Antikörper im Bereich des ZNS, die durch die oligokonale IgG im zerebrospinalen Liquor und Gehirn bedingt sind. Die Annahme ist berechtigt, daß eine genetisch programmierte immunologische Disfunktion des normalen immunologischen Systems im Gehirn Einfluß auf die Ätiopathogenese des Mongolismus hat.

9.4 Therapie

Anwendung fand eine biologisch-komplementäre immun-potenzierende Therapie (THX und einmalige Implantation einer spezifischen Suspension).(12,13) Im Laufe von 5 Tagen erhielten meine Patienten den Thymusextrakt von 10 ml täglich intramuskulär gespritzt und eine einmalige Implantation einer totalen spezifischen tierischen Zellsuspension von 16 Spritzen aus Zellen des Großhirns, des Kleinhirns, des Thalamus, des Hypothalamus, der Leber, der Milz, der Schilddrüse, des Thymus, der Hypophyse, der Nieren, der Nebennieren, der Nerven und der Gewebe.(12)

Nach dieser Therapie wurde den Patienten im Laufe von 6 Monaten ein proteolytisches, enzymatisches Präparat nach bestimmtem Schema verabreicht.(12)

Allgemeine und lokale Reaktionen des Organismus wurden in den meisten Fällen nicht festgestellt. Insgesamt traten 10 % lokale Reaktionen an den Stellen der Einspritzungen auf. Ich beobachtete die Patienten besonders im Hinblick auf die klinische Symptomatologie und den Ablauf ihrer Erkrankung.

Nach 6 Monaten konnte ich erste Symptome einer Besserung bemerken, vor allem bei den erratischen und epileptischen Fällen; sie manifestierten sich in einem ruhigen psychomotorischen Zustand der Erkrankten und einer verminderten Anzahl der epileptischen Anfälle wie auch in einer stabileren Kopfhaltung und im besseren Sitzen und Stehen.

Meine Therapie schlug in 76 - 80 % der Fälle an. Die Therapie wiederholte ich nach einem Jahr, besonders in denjenigen Fällen, bei denen verbesserte klinische Symptomatologie zu verzeichnen war.

Die immunologischen Parameter, die während der Behandlung angestellt wurden und in den meisten Fällen ein gestörtes immunologisches Bild zeigten, hatten sich im Laufe von 3 bis 6 Wochen nach der Behandlung normalisiert.

9.5 Schlußfolgerung

Aufgrund der Resultate meiner Behandlung und Bewertung der 236 Fälle von Mongolismus konnte ich feststellen, daß sich nach der durchgeführten Therapie der Zustand wesentlich gebessert hat. Dieser manifestierte sich durch das Stabilwerden der psychomotorischen Zustände, besonders der Erregungsformen, und durch eine geringere Anzahl der epileptischen Anfälle wie auch in einem besseren intellektuellen Reagieren; das ist besonders wichtig bei der Verhütung früher Senilität.

Die biologisch-komplementäre immunpotenzierende Therapie betrachte ich zur Zeit aufgrund der immunologischen Erkenntnisse der Entität des ZNS als d i e Therapie, die bei Mongolismus Besserung bringt und frühe Senilität verhütet.

9.6   Graphische Auswertung meines Erfahrungsmaterials

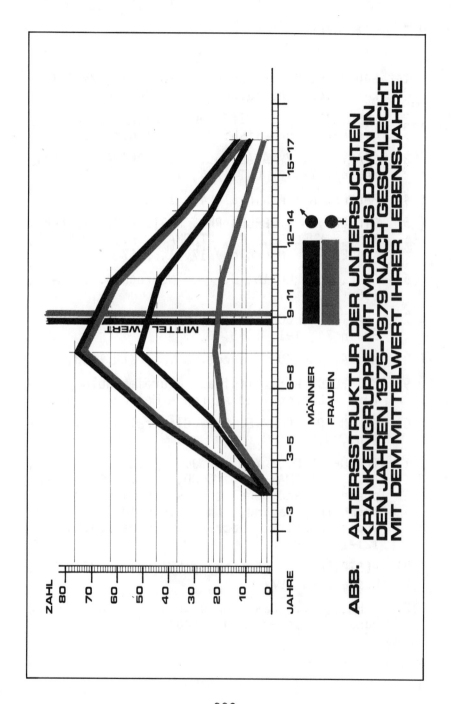

ABB. ALTERSSTRUKTUR DER UNTERSUCHTEN KRANKENGRUPPE MIT MORBUS DOWN IN DEN JAHREN 1975–1979 NACH GESCHLECHT MIT DEM MITTELWERT IHRER LEBENSJAHRE

MÄNNER

FRAUEN

303

9.7 Literatur

(1) RADOJCIC, B.: Klinicka neurologija, Medicins-
      ka knjiga, Beograd - Zagreb 1962

(2) BODECHTEL, G.: Differentialdiagnose neurolo-
      gischer Krankheitsbilder, Stuttgart 1963

(3) STARY, C., VYMAZAL, J., PROCHAZKOVA, Z.: Csl.
      neurol. XXIV / LVII / 6, 1961

(4) PARKER, N.: Brain 51, 46, 1928

(5) GILBERT, W., BEEBE, Ph., KURTEKE,J., LEONARD,
      T.M., KURLAND, M., THOMAS, L., AUTH, M,
      NAGLEE, B.: Neurology 17, 1, 1967

(6) CRUE, B., LUTIN, J.: J. Neurosurg. 16, 477,
      1959

(7) PRATT, R., COMSTON, N., MC. ALPINE, D.: Brain
      Brain 74, 191, 1951

(8) MC. ALPINE, D.: Lancet, br. 1, str.1033, 1955

(9) CLIFFORD, R.: Clinical Neuroimmunology, Ox-
      ford - London - Edinburgh - Melbourne 1979

(10) BEHAN, P., CURRIE, S.: Clinical Neuroimmuno-
      logy, W.B.

(11) TEAGUE, P.O., YNIS, E.J., RODEY, C., FISH,
      A.J., STUTMAN, O., GOOD, R.A.: Autoimmune
      phenomens and renal disease in mice: role of
      thymectomy, aging, and involution of immuno-
      logic capacity, Laboratory Investigation 22,
      121-130, 1970

(12) PESIC, M.C.: Erfahrungsheilkunde 26, 521,
      Heidelberg 1977

(13) SCHMID, F.: Das Mongolismus-Syndrom, Verlag
      Hansen & Hansen, Münsterdorf 1976

10. MORBUS LITTLE

Anwendung der biologisch-komplementären
immunpotenzierenden Therapie bei der
Infantilen Paralyse

10.1 Einleitung

Morbus Little ist eine Erkrankung, die durch die
Verletzung des Gehirns vor, während oder nach der
Geburt, also in den ersten Monaten des Lebens ent-
steht.(1,2)

Die klinischen Symptome sind: Spastische Krämpfe,
eine gestörte Motorik, psychische Veränderungen,
nämlich Behinderung der Intelligenz im kleineren
und größeren Ausmaß, sowie auch charakterologische
Veränderungen.(1,2,3)

Zu den ätiologischen Faktoren gehören die p r ä -
n a t a l e n : Rubeola, inkompatibiler Rhesus
Faktor, Toxoplasmose, Anoxämie, metabolische Störungen, Hypovitaminose und Trauma der Frucht. Während der Geburt können Verletzungen durch die For-
zeps und durch Traumata bei anomaler Plazenta-Tren-
nung entstehen.

P o s t n a t a l e Faktoren sind: Traumata, Infektionen und Anoxämien des Gehirns.(2,3,4)

Der pathologisch-anatomische Befund dieser Krankheit ist verschieden und hängt von ihrer Ursache
und davon ab, zu welcher Zeit der zerstörende Faktor auf das Gehirn einwirkt. Die Reaktion des unreifen Gehirns besteht in anderer Weise als bei
einem reifen. (1) Diese Schädigung der Gehirnsub-
stanz führt zu einem Defekt ohne Narbenbildung,
weil Hirn- und Bindegewebe noch keine Fähigkeiten
zur Proliferation besitzen.(1,2)

Die pathoanatomischen Veränderungen sind verschieden. Es können Schädigungen der Substanz des ZNS
vorhanden sein, die uni-, aber auch bilateral möglich sind. Die Atrophie kann die ganze Hemisphäre
befallen. In der weißen Substanz können größere
oder kleinere Zysten sein, die wegen der Asphyxie
als Folge des Gewebezerfalls angesehen werden.
Viele kleine Zysten ergeben das Bild: status spon-
giosus.

Auch kommen Geschwülste vor, die aus dichten Mye-
linfasern im Bereich der basalen Ganglien bestehen
und das Bild zeigen: status marmoratus.

Trichterartige Defekte, die ebenfalls auftreten und von der Oberfläche in die Tiefe der Hemisphäre verlaufen, werden als Porenzephalie bezeichnet.(1,5,6, 7) Die Diagnose wird aufgrund der Liquorbefunde, des Enzephalogramms und des Röntgenbildes aufgestellt.

10.2 Meine Studien

Zur Betrachtung der infantilen Enzephalopathie möchte ich meine Ergebnisse aufführen, die ich bei der Behandlung von 591 Fällen der zerebralen infantilen Paralyse in der Zeitspanne von 1975 bis 1979 im Institut für Gesamte Thymusforschung in Bad Harzburg festgestellt habe. Dort wurden in der angegebenen Zeit 291 männliche und 310 weibliche Patienten mit Morbus Little behandelt. Ihr Durchschnittsalter betrug 8 Jahre.

Klinisch fand man bei der infantilen Enzephalopathie größtenteils eine zerebrale Diplegie, danach die zerebrale Hemiplegie und vereinzelt auch hyperkinetische Formen vor, während die atonische zerebrale Form nur in 2 Fällen auftrat.

Alle Erkrankten kamen nach klinisch und medizinisch verifizierten Befunden zu mir. Meistens waren die Erkrankungen schon im fortgeschrittenen Stadium, was sich durch schwere Beweglichkeit, unsicheres Sitzen und Treppensteigen, Behinderung im Sprechen und gestörte Intelligenz-Entwicklung zeigte.

10.3 Immunologische Betrachtungen

Da wir die Komplexität der immunologischen Reaktionen des Organismus im Ganzen kennen, muß vom immunologischen Aspekt her das ZNS als eine Einheit mit eigenen immunologischen Reaktionen betrachtet werden. Es scheint, daß die Reaktionen im ZNS unabhängig vom System der Immunität des gesamten Organismus vor sich gehen.(9,10) Degenerative und Entzündungskrankheiten des ZNS bilden 2 verschiedene Typen der neurologischen Störungen, wobei die immunologische Kapazität des ZNS eine wichtige Rolle sowohl bei der Pathogenese als auch bei den Behandlungsresultaten spielt. Deswegen ist es nötig, einige Unterschiede des humoralen und zellularen Typs der neurologischen und immunologischen Störungen zu besprechen, und zwar innerhalb und außerhalb des ZNS.

Es sollen nur die Grundbegriffe in bezug auf die Funktion der Lymphozyten in Erinnerung gerufen werden, wie auch die Blut- und Gehirnbarrieren für den Durchgang der Lymphozyten und des Immunglobulins und auch einige Aspekte der Synthese des Immunglobulins innerhalb des ZNS.

Man kann die Lymphozyten hinsichtlich ihrer Entwicklung und Funktion in zwei Typen einteilen:

a) Äquivalente zu den B-Zellen, die für die Erzeugung von Antikörpern verantwortlich sind, und

b) die vom Thymus abhängigen T-Zellen, die für die zellular vermittelte Immunität bedeutend sind.(11,12)

Die Derivate der Plasmazellen der immunologisch kompetenten B-Lymphozyten kümmern sich somit um die Synthese der Antikörper und sind zur spezifischen Reaktion mit provokativen Antigenen fähig.(9,13)

Die Spezifität der Reaktionen der Antikörper ist durch die Modifikation in verschiedenen Aminosäuren der terminalen Teile der Fab-Regionen des Immunglobulinmoleküls bestimmt.(9,10)

Wenn man experimentell an Tieren die klassischen Verhältnisse der autoimmunen Erkrankungen - wie z.B. beim allergischen Enzephalitis-Virus, den wir durch das Injizieren der Emulsion des Gehirns zusammen mit der Emulsion der Mikrobakterien bei der Tuberkulose erhalten - erforscht, werden Bedingungen geschaffen, daß die T-Lymphozyten sensitiv auf das injizierte Antigen wirken, das seinerseits auf das basische Protein-Myelin Einfluß hat.(9,10) Die sensitiven Lymphozyten dringen in das Nervengewebe ein und zerstören im direkten Kontakt Schichten des Myelins. Sie scheiden auch biologische Substanzen aus, die die entzündeten Zellen anziehen, wirken lytisch und modifizieren sehr wahrscheinlich die endotheliale Kontinuität der Zellen.

Die Blut-Hirn-Barriere separiert das Blut im Gehirn vom zerebrospinalen Liquor. Sie ist zusammengestellt aus den Zellen des Endotheliums der Blutgefäße, des Epithels des koronaren Plexus, der Zellen der Arachnoide und der Perineurine. Außerdem muß noch der Bereich der Nichtbarrieren unterschieden werden, bei denen Kapillare mit fenestriertem Endothelium den Zugang zum Gehirn ermöglichen, z.B. die Lymphozyten und Proteine, die sonst mit dem kontinuierlichen Endothelium in das Nervensystem durch das Kapillarnetz eindringen könnten.(9,10)

Bei den infektiven, degenerativen und autoimmunen Erkrankungen werden die vaskulären festen Bindungen für die weißen Zellen durchlässig, so daß sie auf diese Art und Weise in das Nervensystem eindringen. Die T-Lymphozyten gelangen bei den autoimmunen und Virenerkrankungen wahrscheinlich durch Migration zwischen endothelischen Zellen ins Gehirn.(9) Innerhalb des Gehirns kann man die T-Lymphozyten stimulieren, ihre vielseitigen Aktivitäten fortzusetzen, die dann auf das immunologische System des Gehirns einen Einfluß haben können.

Die Protein-Zusammensetzung des zerebralen Liquors ist ziemlich konstant, obwohl in den Transport der Proteine mehrere Mechanismen vom Serum bis zum Liquor eingeschaltet sind. Die Größe und die Form der Proteine ist für die Penetration der Proteine durch die Blut-Hirn-Barriere sehr kritisch. Proteine mit hoher Molekülzahl, auch die IgM mit Molekulargewicht von ca. 900.000, sind ausgeschlossen. Die Distribution der B- und T-Zellen im normalen Liquor ist noch nicht erforscht. Bei der aseptischen Meningitis und der Multiplen Sklerose ist signifikant bewiesen worden, daß die B-Zellen abnehmen und die T-Zellen sich im Vergleich zum Verhältnis im Blut vermehren. Das ist verwunderlich, weil das erhöhte Niveau des Immunglobulins und die oligoklonen Immunglobuline im Liquor in beiden Fällen erscheinen und darauf hinweisen, daß sich die B-Zellen im Bereich des ZNS aktiviert haben.(9,10,11)

Erfahrungen über die Stimulation der B-Lymphozyten durch die Mitogene sind deshalb von Interesse. Bei gesunden Menschen zeigen die B- und T-Zellen im Nervensystem Durchschnittswerte von 10 % für die B-Zellen und 72 % für die T-Zellen.(9)

Das ZNS kann immunologisch reagieren. Dies läßt sich durch die vermittelte Immunität erforschen, z.B. durch die Proliferation der Lymphozyten, die durch Mitogene in vitro verursacht wird. PWM-Mitogene stimulieren B- und T-Zellen. Man hat das Blut und den Liquor eines Patienten mit aktiver Viren-Meningitis untersucht, um den Effekt dieses Mitogens (PWM) zu erforschen; dabei wurde eine heftige Proliferation der liquoren Lymphozyten festgestellt.

Nach experimentellen Erforschungen einer durch Viren verursachten Gehirnentzündung kann man erkennen, daß die oligoklonale IgG im zerebrospinalen

Liquor und Hirngewebe vorhanden ist; das weist auf eine Synthese der Antikörper innerhalb des ZNS hin.

Bewiesen ist, daß die Lymphozyten des ZNS von der peripheren Zirkulation herrühren.(9) Vom immunologischen Standpunkt aus betrachtet, soll das ZNS doch als gesonderte Entität angesehen werden.

Die synthetisierten Immunglobuline sind höchstwahrscheinlich Antikörper, die in der Pathogenese der infektiven und demyelinisierenden ZNS-Erkrankungen bei den Menschen eine Rolle spielen können.(9,10, 11)

Die unterschiedliche Verteilung der B- und T-Zellen im Liquor und die veränderte Reaktivität der zerebrospinalen Lymphozyten auf die Mitogene und den spezifischen Virus Antigen beweisen, daß das Gehirn ein Bereich mit eigenem immunologischen System und charakteristischen Immunreaktionen ist. (9,10,13)

10.4 Therapie

Wir haben bei unseren Patienten mit einer zerebralen infantilen Paralyse die biologisch-komplementäre immunpotenzierende Therapie mit Gesamt-Thymusex-

trakt und einer einmaligen Implantation einer spezifischen tierischen Zellsuspension angewandt.(14)

Die Patienten erhielten den Gesamt-Thymusextrakt
von 10 ml täglich intramuskulär gespritzt, und zwar
an 5 Tagen. In dieser Zeitspanne wurde ihnen die
einmalige Implantation einer totalen spezifischen
Zellsuspension von 16 Spritzen verabreicht, die aus
den Zellen des Großhirns, des Kleinhirns, des Thalamus, Hypothalamus, der Leber und der Nebenniere,
der Nerven und des Bindegewebes stammen. Nebenwirkungen kamen nicht vor. Die ersten Ergebnisse wurden schon nach 6 Monaten durch eine verbesserte
Beweglichkeit beim Gehen, in besserer Kopfhaltung
und aufrechterem Sitzen beobachtet. Besonders gute
Erfolge erzielten wir beim Sprechen und in einem
schnelleren intellektuellen Reagieren auf äußere
Ereignisse. Der Erfolg der Therapie lag zwischen 60
bis 70 %.(Bild 3)

Gleiche Resultate erreichten wir durch eine Wiederholung der Therapie nach einem Jahr. Mehr erzielten
wir in solchen Fällen, in denen die Krankheit noch
im Anfangsstadium war, besonders bei Diplegie,
Hemiplegie oder den extrapyramidalen Symptomen.
Wenn die Krankheit schon fortgeschritten und eine

dauernde Invalidität, nämlich die Kontraktur als Folge der Behandlung, vorhanden war, konnte nur eine mindere Besserung beobachtet werden.

Die immunologischen Parameter, die während der Behandlung erstellt wurden, zeigten am Anfang einen gestörten immunologischen Mechanismus, der sich erst 3 bis 6 Wochen nach der Therapie normalisierte.(14,15)

10.5 Schlußfolgerungen

Die Resultate unserer Behandlung der Patienten mit einer infantilen zerebralen Paralyse zeigten ein wesentlich besseres klinisches Bild der Erkrankung.

Die Therapie hat wesentlich den Verlauf, den Schlußpunkt und die Prognose der Krankheit beeinflußt, indem eine frühe Invalidität verhindert werden konnte.

Morbus Little kann man demzufolge als Folge von autoimmunen, entzündeten und degenerativen Erkrankungen des ZNS ansehen.

Die biologisch-komplementäre immunpotenzierende Therapie führte zur Normalisierung des immunologischen Systems des ZNS, die Synthese des asynchronen Immunglobulins, das eine autoimmune Wirkung auf das Myelin des ZNS ausübt, wurde verhindert. Aus diesem Grunde bin ich der Meinung, daß man diese Therapie als Wahlmethode bei der Behandlung von zerebraler Paralyse betrachten kann.

10.6 Graphische Auswertung meines Erfahrungs-
     materials

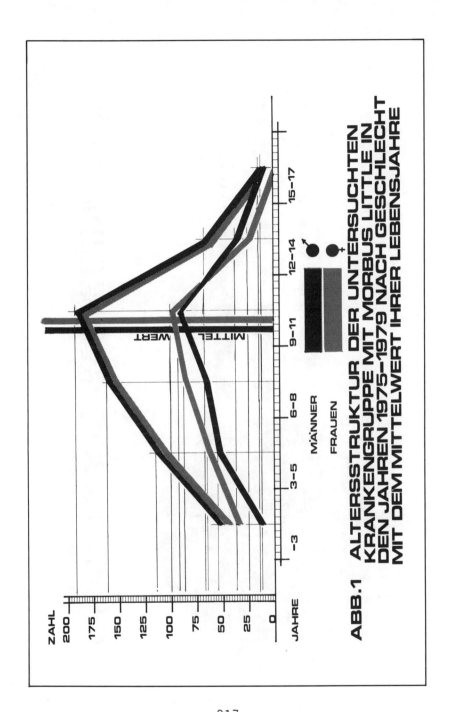

ABB.1 ALTERSSTRUKTUR DER UNTERSUCHTEN KRANKENGRUPPE MIT MORBUS LITTLE IN DEN JAHREN 1975–1979 NACH GESCHLECHT MIT DEM MITTELWERT IHRER LEBENSJAHRE

317

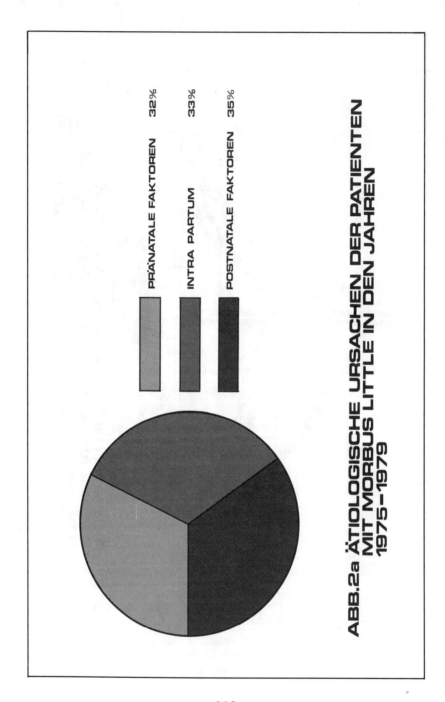

PRÄNATALE FAKTOREN   32%

INTRA PARTUM   33%

POSTNATALE FAKTOREN   35%

ABB.2a ÄTIOLOGISCHE URSACHEN DER PATIENTEN
MIT MORBUS LITTLE IN DEN JAHREN
1975–1979

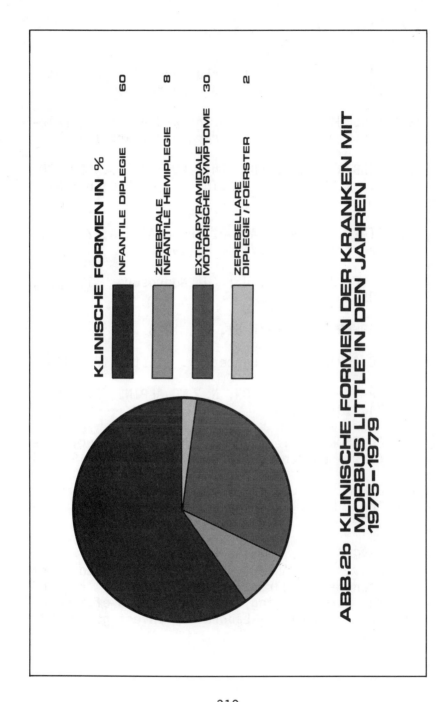

KLINISCHE FORMEN IN %

INFANTILE DIPLEGIE — 60

ZEREBRALE
INFANTILE HEMIPLEGIE — 8

EXTRAPYRAMIDALE
MOTORISCHE SYMPTOME — 30

ZEREBELLARE
DIPLEGIE / FOERSTER — 2

ABB.2b KLINISCHE FORMEN DER KRANKEN MIT
MORBUS LITTLE IN DEN JAHREN
1975-1979

10.7 Literatur

(1) RADOJICIC, B.: Klinicka neurologija, Medi-
cinska knjiga, Belgrad - Zagreb 1962

(2) BODECHTEL, G.: Differentialdiagnose neurolo-
gischer Krankheitsbilder, Stuttgart 1963

(3) GILBERT, W., BEEBE, Ph., KURTEKE,J., LEONARD,
T., KURLAND, M.T., AUTH, M., NAGLEE, B.: Neurology 17, 1, 1967

(4) STARY, S., VYMAZAL, J., PROCHAZKOVA, Z.: Csl.
neurol. XXIV / LVII / 6, 1961

(5) CRUE, B., LUTIN, J.: J. Neurosurg. 16, 477,
1959

(6) PARKER, N.: Brain 51, 46, 1928

(7) MC ALPINE, D.: Lancet br. 1, str. 1033, 1955

(8) PRATT, R., COMPSTON, N., MC ALPINE, D.: Brain
74, 191, 1951

(9) CLIFFORD, R.: Clinical Neuroimmunology, Ox-
ford - London - Edinburgh - Melbourne 1979

(10) BEHAN, P., CURRIE, S.: Clinical Neuroimmunology, W. B., London - Philadelphia - Toronto
1978

(11) TEAGUE, P.O., YNIS, E.J., RODEY, C.; FISH,
A.J., STUTMAN, O., GOOD, R. A.: Autoimmune
phenomens and renal disease in mice: role of
thymectomy, aging, and involution of immunologic capacity, Laboratory Investigation 22,
121 - 130, 1970

(12) ALLISON, A.C., DENMAN, A.M., BARNES, R. D.: Cooperating and controlling functions of thymus-derived lymphocytes in relation to autoimmunity, Lancet, 135 - 140, 1971

(13) GOLDSTEIN, A.L., u.a.: Purification and properties and clinical applications, in: Biological Activity of Thymic Hormones, Rotterdam

(14) PESIC, M. C.: Erfahrungsheilkunde 26, 521, Heidelberg 1977

(15) ALEXANDER, J.W., GOOD, R.A.: Fundamentals of clinical Immunology, Philadelphia - London - Toronto 1977

11. DIE ANWENDUNG IN DER GERIATRIE

In der Entwicklung der modernen Medizin liegen neueste Erkenntnisse auf dem Gebiete der Immunologie
vor; die letzten zwanzig Jahre zeigte kaum ein Me-
dizinzweig so bedeutende Ergebnisse auf theoreti-
schem und praktisch-therapeutischem Gebiete wie der
der Immunologie. Diese Entwicklung fördert maßgebend die immer breitere Anwendung der Organtrans-
plantation, bei der die technischen Probleme virtu-
os gelöst worden sind. Das Abstoßen des transplan-
tierten Organs seitens des Organismus-Hauswirtes
bildet dabei noch immer das Hauptproblem. Eine Lösung dieses Problems können nur die weitere Entwicklung der Immunologie und die neuesten Erkenntnisse auf diesem Gebiete liefern.

Die Funktion des immunologischen Systems bei Menschen im fortgeschrittenen Alter besteht vor allem
darin, die Abwehrkräfte des Organismus zu steigern,
damit er sich gegen Viren, Bakterien und andere
schädliche Einflüsse wehren kann. Während des Le-
benszyklus eines Individuums erfährt die immunologische Funktion grundlegende Veränderungen. Deswegen erfordert die Wirkung des Alterungsprozesses
auf das immunologische System eine umfangreiche

qualitative Studie des Individuums von der Geburt
an bis zum Tod, weil das Altern des immunologischen
Systems bei den Menschen erstaunlich früh einsetzt.
(1,2,3) Es ist klar, daß der Prozeß des Alterns
viele metabolische, hormonale und immunologische
Mechanismen mit einschließt.(1,4,5)

Die bisherigen multizentrischen Studien der immunologischen Funktionen im fortgeschrittenen Alter
wiesen auf einen Mangel an Immunität in dieser
Lebensphase hin, der als Ursache der Ätiologie und
Pathogenese mehrerer Krankheiten im fortgeschrittenen Alter betrachtet werden kann. Aufgrund neuer
Erkenntnisse in bezug auf den immunologischen Mechanismus im fortgeschrittenen Alter und aufgrund
der Ergebnisse der prospektiven Methoden der Forschung kann man durch die Korrektur der immunologischen Funktionen im Alter verschiedene degenerative
Erkrankungen, die am häufigsten die Pathologie der
Menschen in diesem Alter begleiten, behandeln und
heilen.

Im Zentrum des Interesses auf dem Gebiete der Im-
munchemie stehen die Verhältnisse zwischen der
Struktur und der biologischen Aktivität der Immun-
globulinmoleküle, des genetischen Kontrollmechanismus und auch der Immundeterminante der Antigenmole-
küle.

Die fünfzehnjährigen Erfahrungen der modernen Immunologie beweisen, daß im Alter des Menschen außer einer Verminderung der zellularen Immunität (wegen der geschwächten Thymusfunktion) auch die pathologische Deviation des Immunsystems bestehen kann. Sie führt im Alter zu den Autoimmunkrankheiten, deren Zahl sehr groß ist; denn es gibt wenige Organe und Gewebe, in denen man nicht einen autoimmunen Prozeß entdecken konnte.(5,6) Die systematischen immunologischen Forschungen an Älteren beweisen das Bestehen der Autoimmunisation bei einem normalen Teil der Menschen; je höher das Alter, desto ausgeprägter war sie. Diese Tatsachen führten zu den neuen Erfahrungen auf dem Gebiet der Autoimmunkrankheiten im Alter.

Die Entdeckung der Autoantikörper im Serum älterer Menschen - offenbar gesunder Menschen - stellt zahlreiche Fragen: Sind sie stetig, verändern sie sich, verschwinden sie mit der Zeit oder zeigen sie die latente Neigung, zeitweilig zu erscheinen?(5,6) Aber keine longitudinale Erforschung erlaubt bis jetzt, das zu beantworten. In bezug auf bisherige immunologische Erforschungen ist es sicher, daß die Autoimmunreaktionen im Alter das Defizit des vom Thymus abhängigen lymphatischen Systems mehr erhöhen als das spezifische Disfunktionieren der B-Lymphozyten.(5)

Heute wird noch die Frage gestellt, welchen Einfluß die langandauernden chronischen Erkrankungen, die gewiß zur Veränderung der immunologischen Funktionen führen, auf die Lebenserwartungen und die Art der betreffenden Erkrankungen ausüben. Die erste Hypothese meint, daß im Laufe einer längeren Zeitspanne ein Mangel an T-Zellen im Vergleich zu den B-Zellen entstehe; die zweite, daß das immunologische System nicht stabil sei, weil es sich in verschiedenen Phasen der Altersstufen verändere.(4,5, 6,7) Deshalb können sich Defekte der Immundefizienz verändern, sobald verschiedene Phasen der Entwicklung eines Individuums erreicht werden.

Hypothetisch wird behauptet, daß bei normalen Menschen in jüngeren Jahren alle Parameter der Immunfunktion ihren Höhepunkt erreichen, während sich mit dem Altern die T-Zellen vermindern und die B-Zellen konstant bleiben.(1,4,5) Bei diesem frühen Verschwinden der immunologischen Funktion können verschiedene Infektionen entstehen und zu chronischen ausarten. Zum Schwund der B-Zellen und zu ihrer gestörten Funktion kommt es erst in sehr hohem Alter und führt dann zu einer völligen Gestörtheit des immunologischen Systems. Somit ist das hohe Lebensalter durch eine niedrige Aktivität der T- und B-Zellen charakterisiert; es können verschiedene Krankheiten auftreten und die bestehenden ihren Charakter verändern.(4,5,12) Erscheinen eigene Antikörper im Organismus des alten Menschen, was aber selten vorkommt, haben sie großen Einfluß auf die Entwicklung degenerativer Krankheiten und das Auftreten von primären Tumoren, die langsam wachsen, aber zahlreiche Metastasen aufweisen. Im allgemeinen sind alle Infektionen im hohen Alter ernst zu nehmen.(13,14)

Wenn wir die Hypothese als richtig anerkennen, dann muß der Grad des Abfalls der immunologischen Aktivität proportional zum Lebensalter sein. Das ergaben auch Forschungen in den USA, wonach auf Frauen unter 20 Jahren 5,2 % durch Krebs verursachte Todesfälle kommen, während bei denjenigen über 80 Jahren 13,8 % dieser Art festgestellt wurden.(1) Systematische immunologische Forschungen an älteren Leuten haben bewiesen, daß bei einem Teil der Bevölkerung eine Autoimmunisation bestand, die mit dem Alter immer häufiger auftrat.(1,4,5,15,16) So kann man aufgrund der bisherigen experimentellen

Forschungen und der medizinischen Erfahrungen feststellen, daß im fortgeschrittenen Alter außer einer
verringerten zellularen Immunität, durch die geschwächte Funktion des Thymus bedingt, auch eine
pathologische Deviation des Immunitätssystems besteht, die zu autoimmunen Krankheiten führt.

In welchem Maße man das Wissen über das Funktio-
nieren des immunologischen Apparates auf prakti-
schem Gebiet nutzt, besonders wenn es sich um ältere Menschen handelt, ist noch immer schwer zu sagen. Die heutige Praxis zeigt, daß die Anwendung
sehr begrenzt, fast unbedeutend ist. Das Hindernis
der weiteren Anwendung liegt darin, daß die theore-
tischen Methoden, die den immunologischen Status
der älteren Menschen aufheben, mit der begrenzten
Zahl der hoch spezialisierten Systeme verbunden
sind. Außerdem ist eine große Zahl der Präparate
nicht standardisiert. Das Problem ist auch die
technische Frage, wie man das Organextrakt vorbe-
reiten kann.(7) Aber am wichtigsten ist es, daß
sich nur wenige Spezialisten - Immunologen - mit
dieser Art der Therapie, d.h. mit der Erhöhung des
immunologischen Status der älteren Menschen, be-
schäftigen.

11.1 Untersuchungsstudien

Ich halte es für notwendig, das Erfahrungsmaterial mit Menschen im mittleren und vorgerückten Alter unter besonderer Rückschau auf die Alterspathologie vorzulegen. Diese Betrachtungen erfolgten in der Zeit von 1975 bis 1977. Sie wurden an 2.540 Kranken (davon 1.280 Männer und 1.260 Frauen), die in meinem Institut ambulant behandelt wurden, durchgeführt. Es waren meistens Kranke im siebenten und achten Lebensjahrzehnt, im durchschnittlichen Alter von 65 Jahren.

Ich konnte aus der komplexen Beobachtung feststellen, daß die Menschen im vorgerückten Alter gleichzeitig an mehreren Krankheiten litten, wobei an erster Stelle kardiovaskuläre Krankheiten standen, danach die Erkrankungen des Zentralnervensystems und des lokomotorischen Systems, die rheumatischen, urogenitalen, respiratorischen und endokrinen Erkrankungen, dann die Erkrankungen des Verdauungssystems und die malignen Erkrankungen, die oft im vorgerückten Alter auftreten. In der geprüften Gruppe befanden sich 85 Kranke, die an malignen Krankheiten litten. Ich betone, daß die neurologischen und psychischen Erkrankungen für das vorgerückte Alter bezeichnend waren.

In meinem Untersuchungskreis hatten die Patienten, die 60 und 70 Jahre alt waren, drei oder mehrere Krankheiten. Bei jedem Kranken wurde der Schwerpunkt auf eine Krankheit gelegt und in bezug darauf Dauer und Menge der Thymustherapie bestimmt. Ich habe die Morbidität der Menschengruppe im vorgerückten Alter mit der Morbidität der Menschengruppe im jüngeren Lebensalter verglichen und dabei eine viel höhere Morbidität bei der Gruppe der älteren Menschen bemerkt. Sie betrug 92,4 %. Das beweist, daß die älteren Menschen zu chronischen Krankheiten neigen, deren Ausgangspunkt meist 40 bis 45 Jahre zurückliegt. Die Greisenpathologie verlangt die spezifische, primäre, sekundäre und tertielle Präventive, was längere Heilungsverfahren, periodische Ambulanzkontrolle und Rehabilitation erfordert. Der schlechte immunologische Status der älteren Menschen ist Ursache der vergrößerten Neigung zu chronischen Krankheiten, die dem dritten Lebensabschnitt folgen. Man muß erwähnen, daß die moderne Gerontologie das Alter nicht als Krankheit betrachtet; denn die Zustände, über die sich ältere Menschen beklagen und die durch schlechten immunologischen Status des Organismus verursacht werden, sind keine Manifestationen des Arztes.(5,6)

Beispiele für die Risiko-Faktoren im Alter sind hoher Blutdruck, übertriebene Fettleibigkeit, Zuckerkrankheit, die vergrößerte Menge der Harnsäure im Blut (Gicht), der vergrößerte Fettstoff (Hyperlipidämie), Rauchen, psychische Spannung, ungenügende physische Aktivität; sie alle zusammen verursachen mit dem biologischen und genetischen Faktor meistens den krankhaften Zustand bei älteren Menschen.

Um vorzeitiges Altern, Invalidität und vorzeitigen Tod zu verhindern, besonders in bezug auf die größere Zahl der chronischen Krankheiten der Menschen im vorgerückten Alter, sollte als Heilungsmethode bei allen diesen Zuständen die Immuntherapie mit dem Gesamt-Thymusextrakt angewendet werden.(7,8) Auf dieser Erkenntnis fußt die besondere Organisation und Struktur meines Instituts für Gesamte Thymusforschung in Bad Harzburg, das die Besonderheit bei der Heilung im vorgerückten Alter berücksichtigt.

In allen Fällen der Alterspathologie muß neben der THX-Therapie als Präventive die richtige Ernährung beachtet werden, auch die physische Aktivität und die besondere Lebensweise, wobei man die biologischen Eigenschaften und das Erbgut dieser Menschen-

gruppe berücksichtigen sollte. Aus der schemati-
schen Übersicht kann man feststellen, daß sich die
Wachstumsrate der Behandelten evident vergrößert,
und zwar um mehr als 100 % bei den Menschen, die
älter als 70 Jahre sind.

In der untersuchten Krankengruppe wurden die füh-
renden Krankheiten festgestellt, zum größten Teil
kardiovaskuläre Erkrankungen und solche des Zentralnervensystems, ebenso die urogenitalen Krankheiten - maligne Erkrankungen. Die neuesten Erkenntnisse über den Alterungsprozeß haben die Erfahrung gebracht, daß die Zellen des kardiovaskulären Systems die entscheidende Rolle im Alterungsprozeß spielen(5,6) und die Zellen der Schleimhaut,
des Dickdarms und der Prostata dazu neigen, sich
in Karzinomzellen zu verwandeln; deshalb ist eine
besondere Untersuchung dieser wichtigen Krankheiten
im vorgerückten Alter berechtigt und begründet,
weil zwischen Alter und Krebserkrankung eine Verbindung besteht.

Die heutige Immunologie beschäftigt sich mit dem
Problem, ob Störungen des Immunprozesses im Organismus "primum movens" verschiedene chronische Erkrankungen im Alter verursachen. Die Erfahrungen

aus meinen Beobachtungen deuten auf die spezifische Multimorbidität, den schlechten immunologischen Status und die fundamentale Zerstörung der immunologischen Funktion der Menschen im vorgerückten Alter hin. Das erklärt sich aus den verminderten Abwehrkräften im Organismus, weil der Hauptträger des Immunsystems, die Thymusdrüse, im Alter nachläßt und ihre Funktion mit den Jahren sinkt. Heute kennen wir viele Krankheiten im Alter, bei denen die Lymphozyten gegen das Gewebe des eigenen Organismus reagieren. Es sind die Krankheiten der Vaskularien (Arteriosklerose), die der Thyreoiden, der NNR und parathyreoiden Drüsen, weiter des Antimyokards (nach dem Infarkt) und des Nervengewebes. (5,6) Die eigenen Antikörper im Organismus werden die entscheidende Rolle in der Entwicklung der degenerierenden Krankheiten spielen und so auch bei den urogenitalen Krankheiten im Alter vorkommen.

Aus meinen Beobachtungen der Kranken im mittleren und vorgerückten Lebensalter läßt sich erkennen, daß der Gesundheitszustand dieser Menschen mit der Verbesserung des immunologischen Status, mit der Normalisierung der immunologischen Reaktionen und auch der pathologischen Deviationen im Organismus durch die Thymustherapie gebessert wurde.

11.2 Immunologische Betrachtungen

Bezüglich der genetisch programmierten Lebenserwartung ist das Hauptinteresse der Gerontologie auf DNA im Zellkern gerichtet, was aber bis heute durch Experimente nicht bewiesen werden konnte. (1,4,5) Aufgrund der wissenschaftlichen Erkenntnisse kann man allgemein sagen, daß die DNA der Zelle im fortgeschrittenen Alter unverändert bleibt. Tatsächlich ist DNA im Zellkern ein Bestandteil des integralen Schutzes des Individuums vor der genetischen Neigung zu verschiedenen chronisch progredienten Erkrankungen. Der Mechanismus der Reparation der DNA im Zellkern hat bei dem physiologischen Verfall der Zellen eine große Bedeutung.(1) Die gestörte Funktion des immunologischen Mechanismus führt im Alter oft zu autoimmunen oder aggressiven Krankheiten, wobei die Antikörper das Gewebe des eigenen Organismus angreifen. Autoimmune Körper sind im Blut älterer Menschen mit bestimmten Krankheiten, auch ohne solche oder sogar mit denen, die klinisch gar nicht bewiesen worden sind, zu finden.(1,3,4) Veränderungen des Immunsystems (Milz, Lymphknoten und Thymusdrüse) sind oft bei solchen Krankheiten zu verzeichnen. Es gibt zwei Mechanismen, die eine autoimmune Reaktion des Organismus hervorrufen:

1. Das Gewebe ist pathologisch in seiner antigenen Struktur verändert, oder es war von Geburt her sequestiert und ist somit für den immunen Apparat neu (antigen).

2. Die Veränderung einiger Klone der Lymphozyten, die zum Bruch der immunologischen Toleranz führen und das eigene Gewebe angreifen. Zu diesen Veränderungen können biologische Agenzien, Streptokokken, Viren, physische Faktoren und verschiedene Bestrahlungen führen. Heute ist man im Hinblick auf die Beschädigungen der Meinung, daß viele autoimmune Krankheiten meist genetischen Ursprung haben.(1,3) Da im Alter die autoimmunen Körper vermehrt sind, nimmt man an, daß zwischen den autoimmunen Krankheiten und dem fortgeschrittenen Alter eine Beziehung besteht.(1,3,4)

Nicht alle Konzepte für die autoimmunen Erkrankungen können mit der steten Beobachtung in Einklang gebracht werden, nämlich daß die Prävalenz der autoimmunen Krankheiten bei Personen mit der generalisierenden immunologischen Defizienz am größten ist. So wurde die Hypothese aufgestellt:

Die autoimmune Erkrankung ist eine Manifestation der generalisierenden oder der selektiven immunologischen Defizienz.(1,4,5,19) Genetische Faktoren üben ebenfalls auf die autoimmune Reaktion des Organismus einen Einfluß aus und können zur Veränderung der Antigene führen oder die Population für eine Krankheit auf rein genetischer Basis prädisponieren.(1,4,5)

Dank des Skaning-Mikroskops (Elektronisches Phasenmikroskop) können wir heute auch visuell, in 3 Dimensionen, T- und B-Lymphozyten untersuchen.

T-Lymphozyten, die für die zelluläre Immunität verantwortlich sind, zeigen sich als Bällchen mit glatter Oberfläche, mit einigen Geschwülsten in Form von kleinen Villi-Fransen. B-Lymphozyten, die im Gegensatz zu den T-Lymphozyten die Aufgabe haben, die Antikörper zu produzieren und damit die humorale Immunität zu schaffen, sind mit der Menge der Villi-Fransen, die ihre ganze Oberfläche bedekken, umfaßt. Die Genesis beider Populationen der Lymphozyten stammt aus dem Knochenmark von einer Stammzelle. In ihrem Weg durch den Organismus differenzieren sie sich in zwei Populationen, in T-Lymphozyten, mit kürzerem oder längerem Aufenthalt im Thymus, in dem sich der größte Teil vorbereitet (lagert), "sich veredelt" mit den hormonalen und immunkompetenten Faktoren in vom Thymus abhängige Lymphozyten.(1,2,3,4,6) Zelluläre Immunität schützt den Organismus vor den Bakterien, Viren und allen Fremdsubstanzen; zuletzt schützt sie den Organismus vor den malignen Klonen. Die andere Population sind die B-Lymphozyten. Nach B. Jankovic(23) erwerben B-Lymphozyten bei den Vögeln ihre Information in Bursa Fabricii.

Bei den Primaten erwerben die Lymphozyten die notwendigen Informationen in den entsprechenden Äquivalenten Bursa Fabricii, z.B. in Payer'schen Platten. B-Lymphozyten erhalten mit ihrer Produktion der Antikörper die humorale Immunität.

Walford (zit.n.9) an der Stanford University, Los Angelos, California, stellt über das Altern in seiner Theorie vier Faktoren, die das Altern verursachen, heraus:

1. Die Abschwächung der Thymusfunktion, d.h. die Abnahme der zellulären Immunität.

2. Die Abschwächung der B-Lymphozytenfunktion, was die Schaffung der Autoimmunreaktion verursacht.

3. Die ganze Differentiation der immunkompetenten Zellen führt zu der schwächeren ge-
netisch-immunologischen Antwort.

4. Die Schwäche des endokrinen Systems bilden
die Hormonfaktoren, die man an den Beispie-
len der Insuffizienz der Hypophyse bemerken
kann. In dem Peripherblut der gesunden Menschen besteht ein Verhältnis zwischen B-
und T-Lymphozyten von 20 zu 80 %.

Bei 85 geprüften Patienten zwischen 9 Monaten und
90 Jahren entdeckte E. Heilmann im Peripherblut der
älteren Menschen eine ziemlich verminderte Zahl der
Lymphozyten, wobei er insbesondere die Verminderung
der T-Lymphozyten bemerkte. Die Zahl der B-Lymphozyten war relativ konstant, sowohl bei den Jüngeren
als auch bei den Patienten im vorgerückten Alter.

Der Beweis der B-Lymphozyten wurde mit der Immun-
fluoreszenz in Verbindung spezifischen Immunglobins
geführt.(5,6,11,12,13) Es besteht die Möglichkeit,
mit selektiver Immunphorese die Autoantikörper zu
bestätigen. Diese Antikörper sind:

1. antinukleare Antikörper,

2. Antikörper gegen die Gammaglobuline, die
nach längerer Stimulation der Antigene auf
den Lymphapparat entstehen,

337

3. antigewebliche Antikörper,

4. autosensibilisierende Lymphozyten.

Hinsichtlich der Erkrankungsprognose war der Labor-
test der Autoantikörper von Wichtigkeit. Außerdem
waren diese bedeutend für den Anfang einiger Krankheiten, die sich noch nicht mit Symptomen manifestierten.(14,15,16,17)

Der Nachweis der T-Lymphozyten wurde mit dem Ro-
settentest geführt. Dabei werden die Rosetten gezählt, mit oder ohne Zugabe von Neuraminidasen, ein
spezifisches Enzym, das die Rezeptoren für Viren
auf der Oberfläche der Zellen befreit.(5,6,14)

Die große Prozentzahl der spontanen Rosetten im
Kindesalter ändert sich auch nicht nach der Zugabe
der Neuraminidase. Bei den Erwachsenen im vorgerückten Alter zeigte sich die größte Zahl der T-
Lymphozyten nach der Zugabe von Neuraminidase in
der Form der späteren Rosetten. Die absolute T-
Lymphozytenzahl betrug: bei Kindern 1.982 ± 125 1
(Mikroliter); im Alter zwischen 80 und 90 Jahren
950 ± 190 1 (Mikroliter); bei den Greisen 377 ± 87 1

(Mikroliter).(2,3,4,8) Bei den ganz alten Menschen blieb die Zahl der B-Lymphozyten konstant.

Diese Forschungen bestätigten Walfords Theorie, daß das Altern ein immunologischer Prozeß sei und durch die Lösung dieses Problems die Möglichkeit bestehe für ein längeres, gesünderes und inhaltsreicheres Leben.

Noch einmal sei festgestellt, daß der immunologische Apparat im Alter gestört und die primäre Antigenität beschädigt ist, d.h., daß das Identifizieren "Eigen" und "Fremd" schwach wurde. T-Lymphozyten reagieren im Alter nicht so stürmisch wie in der Jugendzeit. Das kann man an den Kutanproben der Tuberkuline und an der gezeigten Abnahme der T-Lymphozyten im Peripherblut erkennen.(8,9,10,11,18)

Man hat den Eindruck, daß alle Immunreaktionen programmiert sind.(18,19,20,21) Der Ausfall nur einer Ranke der immunkompetenten Zellen bringt den Organismus in die schwierige Lage der Exposition zu Erkrankungen, und dadurch ist leicht die Entstehung des septischen Vorgangs und der malignen Erkrankungen zu erklären. Die überraschende Steigerung der Antikörper im Alter und besonders der IgG und IgA stellen die Differenz zwischen Labor und Praxis dar. Es besteht der Verdacht, daß im Alter das Niveau der autoagressiven Antikörper mit Hinblick darauf erhöht wird, daß das Niveau der Antikörper gegen Bakterien und Viren vermindert ist.(5,6)

Die Laborbefunde stimmen nicht mit der klinischen Erfahrung überein, daß der Höhepunkt der Autoimmunophathie zwischen dem zwanzigsten und vierzigsten Jahr liegt. Goldstein erklärt, daß diese Situation direkt proportional mit sichtbarem Abfall des Thymosins (eines der Thymushormone) eintritt und - wie er sagt - ein dramatischer Abfall ist. (2,8)

Diese These über die Störungen des immunkompetenten Apparates wird im Alter bestätigt. Es scheint, daß der Organismus auch andere Mechanismen für die Herstellung des immunologischen Gleichgewichts hat, so z.B. das reaktive C-Protein bei 60 bis 90 % der älteren Menschen.(2,3,4) In der unspezifischen Aktivierung des komplementären Systems ist die Erforschung dieser Proteine von großer Bedeutung. Man meint, daß das komplementäre System wie auch die Faktoren der Koagulation stufenartige Entwicklungsformen habe. Deshalb kann es möglich sein, daß - wenn es an entsprechenden Antikörpern mangelt - das C-Protein ins System eintritt und den Mechanismus des komplementären Systems bewegt. Die empirischen Erkenntnisse waren auch in der immunologischen Therapie die Vorläufer moderner Erkenntnisse und meiner Überlegungen.

Folgende immunologische Methoden sind für den Anstieg des immunologischen Status älterer Menschen nützlich und haben sich durch mehrere Jahrzehnte bestätigt:(5,6,9,18)

- unspezifische Therapie (Milch, Eier, Omnadin),

- verschiedene Seren, unspezifische und organspezifische, Bogomolez, Wiedemann,

- zellulare Therapie, Niehans,

- pharmazeutisch standardisierte und organspezifische RNS (Ribonukleinsäure),

- ELG-Extrakt Lymphoglandula (Podvinec),

- Thymusextrakt (Dr. Sandberg - Pesič).

11.3 Therapeutische Möglichkeiten

Bei allen Fällen der klinisch manifesten Alterspathologie habe ich die humoral-immunologische Therapie mit Gesamt-Thymusextrakt angewandt. Die

Therapie wurde parenteral in drei Wochen mit den Injektionen von 5, 10 oder 20 ml täglich durchgeführt. In schweren Fällen (maligne Erkrankungen) war eine längere Therapie mit THX über 6 Monate bis zu einem Jahr erforderlich.(7,9) Bei einigen Fällen war es nötig, die zweite Serie der Thymustherapie nach einer Pause von 6 Monaten anzuwenden. Damit verbesserte sich der Gesundheitszustand älterer Menschen. Während der Heilung betrachtete man die immunologischen Parameter, die nach 3 Wochen die Normalisierung der immunologischen Funktionen im Organismus der alten Menschen zeigten.(9) Während der Thymustherapie fand ich keine unerwünschten Reaktionen. Besonders gab es keine Reizerscheinungen (Allergien) und auch keine Anzeichen von Überdosierung. Es sind nur leichte, lokale und allgemeine Reaktionen in 5 bis 10 % der Fälle bemerkt worden. Die lokale Reaktion macht sich durch Rötung und Jucken auf der Injektionsstelle bemerkbar; sie zeigte sich während der zweiten Woche nach der Verabreichung des Thymusextraktes. Kontraindikationen der Thymustherapie - in bezug auf meine bisherigen Erfahrungen - sind Blutungszustände oder Koagulopathien, Gravidität und Einnahme von Antikoagulationen, Salizylaten und Kortison.

Die langjährige klinische Erfahrung von Dr. Sandberg(7) rechtfertigt das breite Spektrum der Indikation in der Geriatrie für Thymustherapie. Der Erfolg bei der untersuchten Krankengruppe lag zwischen 80 und 90 %. Die sichtbare Besserung und Heilung der chronischen Erkrankungen bei meinen Patienten trat zwischen 4 und 6 Wochen nach Abschluß der Thymustherapie ein. Alle Kranken wurden 6 Monate in der Ambulanz meines Institutes beobachtet und kontrolliert. Die meisten wiesen positive Heilungserfolge auf. In den Resistenzfällen wurde eine weitere Behandlung mit Gesamt-Thymusextrakt nach 6 Monaten indiziert.

Die Thymustherapie stellt heute in der Geriatrie mit den neuen immunbiologischen Erkenntnissen die Methode der Wahl zur Vorbeugung, Heilung und Rehabilitation bei Erkrankungen im mittleren und vorgerückten Alter dar. So sehe ich, daß es außer der Abnahme der Immunitätsfunktionen während des Alters auch zu pathologischen Deviationen im Immunitätssystem kommt und sogenannte autoimmunologische Störungen entstehen.(5)
Herzinsuffizienz und Arteriosklerose sowie andere verschiedene Erkrankungen rufen im Alter solche Störungen der Immunitätsreaktionen hervor, die die

Anwendung des Gesamt-Thymusextraktes in diesen Fällen rechtfertigen, besonders für die Verbesserung der gesamten Zirkulation der vitalen Organe (Hirn, Herz, Nieren) und die Erhaltung der normalen Funktion des Blutkreislaufes.

11.4 Schlußfolgerung

Aufgrund der Ergebnisse, die auch die Beobachtungen des Erfahrungsmaterials an 2.540 Patienten im mittleren und vorgerückten Alter mit klinisch manifester Alterspathologie einschließen, habe ich festgestellt, daß die Immuntherapie mit Gesamt-Thymusextrakt den immunologischen Status um ungefähr 80 bis 90 % verbessert und die Störungen der Funktion des Immunsystems im Organismus im vorgerückten Alter normalisiert. Mit meinen Untersuchungen wird bewiesen, daß die klinisch bedeutsame Störung der immunologischen Reaktionen, die zu den Autoimmunreaktionen im Organismus beitragen, für die meisten Krankheiten im Alter verantwortlich ist. Ich konnte sehen, daß für die klinische Manifestation der Autoimmunkrankheiten humorale Antikörper und Immunlymphozyten bestehen müssen. Meine Beobachtungen ergaben, daß der genetische Faktor und die latente Neigung des Organismus zu Autoimmunkrankheiten im Alter führen.

Zwei Hauptmechanismen verursachen die Autoimmunreaktionen im Alter:

1. pathologisch verändertes Gewebe in der antigenen Struktur

   und

2. veränderte Klone von Lymphozyten, die das eigene Gewebe angreifen.

Heute, da wir in der allgemeinen Bevölkerungsstruktur eine immer größere Zahl von Menschen im mittleren und vorgerückten Alter finden, stellt sich THX für die immunologische Therapie mit dem Ziel dar, das immunologische Abwehrsystem älterer Menschen zu verbessern und das Lebensalter zu verlängern. Mit der Erhöhung der Immunität entstehen Widerstandskräfte gegen schädliche, chemische und synthetische Stoffe; sie verhindern die Morbidität und verzögern das Altern. Die immunologische Methode, besonders die Gesamt-Thymusextrakt-Therapie, erleichtert das Altern, verhindert viele Krankheiten und verlängert das Leben.

11.5 Literatur

(1) HUGH, R., BARBER, K.: Immunobiology for the clinicaian, New York - London - Sidney - Toronto 1977

(2) PANTELOURIS, E. M.: Thymic involution and aging: A Hypothesis, Exp. Gerontol. 7, 1972

(3) BUCKLEY, C.E., III: Immunologic evoluation of older patients, Postgrag. Med. 51, 235-242, 1972

(4) MARTIN, E., JUNOD, J.P.: Gerontologie, Paris - New York - Barcelone - Milano 1977

(5) THOMSON, R.A.: Recent advances in clinical immunology, Edinburgh - London - New York 1977

(6) DILMAN, V.M.: Age-associated elevation of threshold to feedback control and its role in development, aging and disease, Lancet 1, 1211, 1971

(7) YUNIS, E.J., GREENBERG, L.J.: Immunopathology of aging, Fed.Proc. 33, 2017-2019, 1974

(8) GOLDSTEIN, A.L., u.a.: Thymosin and the immunopathology of aging, Fed. Proc. 33, No. 9, 1974

(9) CELAOLA, F.: The immunologic defense in relation to age, In Cancer and Aging, Engel, A. and Larsson, T. (eds.), International Symposia Skandia, Group, Nordiska Bokhandelus Förlag, Stockholm 1968, p.97

(10) BURNET, F.M.: An immunological approach to aging, Lancet 2, 358-360, 1970

(11) GELFANT, S., SMITH, J.G.: Aging noncycling cells: An explanation, Science 178, 357, 1972

(12) BUSSE, E.W. (ed.): Theory and Therapeutics of Aging, Medcom Press, New York 1973, p.83

(13) GATTI, R., GOOD, R.A.: Aging, immunity and malignancy, Geriatrics 25, 158-168, 1970

(14) MAKONODAN, T., PERKINS, C.H., CHEN, M.G.: Immunologic activity in the ages, Adv.Gerontol. Res. 3, 171-98, 1971

(15) PIERPAOLI, W., SORKIN, E.: Lymphocytes, hormones and aging, Nature 240, 577, 1972

(16) BUCKLEY, C.E., III, DORSEY, F.C.: The effect og aging on human serum immunoglobulin concentrations, J. Immunol. 105, 964-972, 1970

(17) WALFORD, R.L.: The Immunologic Theory of Aging, Copenhagen 1969

(18) PESIC, M.: Erfahrungsheilkunde 26, 521, Heidelberg 1977

(19) DANES, B.S.: Progeria: A cell culture study of aging, J. Clin. Invest. 50, 2000-2003, 1971

(20) MC ALPINE, D.: Lancet 1, 1033, 1955

(21) SANDBERG, E,: "THX", Schweden 1968

(22) BLOOM, G., u.a.: Effekten av THX pa lymfocytstimulering och experimentell tuberkulos 73, Nr. 33, Läkartidningen 1976

(23) JANKOVIC, B.D., WAKSMAN, B.H., ANDERSON, B.G.:
     J.Exp.Med. 116 159 (1962)

(24) JANKOVIC, B.D., ISAKOVIC, K., HORVAT, J.:   Na-
     ture (Lond.) 208 356 (1965)

12. DIE WIRKUNG VON THYMUSEXTRAKT AUF DIE SEXUEL-LEN FÄHIGKEITEN IM FORTGESCHRITTENEN ALTER

Man kann heute auch bei Menschen im fortgeschritte-nen Alter ein natürliches Interesse am Aufrechter-halten ihrer sexuellen Aktivität bemerken. In unse-rer westlichen Zivilisation werden sexuelle Verhal-tensweisen und sexuelle Beziehungen nach der Metho-de "Versuch und Fehler" erlernt; das ist völlig falsch, weil dabei aus unkompetenten Quellen ge-schöpft wird. Im allgemeinen läßt sich feststellen, daß Menschen im Hinblick auf ihre sexuellen Aktivi-täten ein Hasardverhalten einnehmen; das führt zur Furcht bei Frauen und Männern und ruft große Pro-bleme beim sexuellen Verhalten hervor. Forschungen bei amerikanischen Indianerstämmen haben gezeigt, daß die Dominanz der Frau eine Barriere für die vollkommene sexuelle Entwicklung des Mannes bildet. (1)

Die meisten Personen im fortgeschrittenen Alter be-fürchten, daß sich bei ihnen mit zunehmendem Alter eine Impotenz unterschiedlichen Grades einstellen wird. So wurde festgestellt, daß nach dem 50. Le-bensjahr ein Abfall der Frequenz sexueller Aktivi-tät nicht verhindert werden kann. Man weiß gleichzeitig, daß das Gefühl des Gebrauchtwerdens ("daß man gebraucht wird"), nämlich der Wunsch nach physischer Beziehung, das Gefühl der gegenseitigen Dankbarkeit und Befriedigung, mit zunehmendem Alter zur Fortsetzung der sexuellen Beziehungen stimuliert werden kann.(2,3,4,5)

In den USA z.B. lehnen viele ältere Menschen eine Eheschließung ab und leben lieber als ungebundene Liebespaare zusammen, um finanzielle Lasten zu vermeiden, die im Rahmen des Gesellschaftssystems zu tragen sind. Wissenschaftler haben dazu festgestellt, daß verheiratete Personen länger leben als Alleinstehende, Geschiedene oder Witwer.(5,6,7,8,9, 10) Mit anderen Worten: Diejenigen Paare, die eine beglückende und befriedigende sexuelle Beziehung haben, genießen ihr längeres Leben als zusätzliche Wohltat.

Die Praxis hat bewiesen, daß viele ältere Menschen, die eine aktive sexuelle Vergangenheit hatten, auch im dritten Lebensabschnitt ihre sexuelle Aktivität fortsetzen möchten. Dieses Begehren sollte man unterstützen, damit bei den Menschen im Einklang mit ihrem Gesundheitszustand ihre sexuelle Aktivität erhalten bleibt.

Die sexuelle Potenz des Mannes besteht in der Fähigkeit, den emotionellen Wunsch nach sexueller Beziehung in der Erektion des Penis zu aktivieren, um im Laufe des sexuellen Aktes Befriedigung (meist die Ejakulation) zu erreichen. Impotenz ist das Gegenteil. Sie kann in die organische und in die psychogene aufgeteilt werden.

Im fortgeschrittenen Alter spielen die organischen Faktoren bei der sexuellen Aktivität bzw. Passivität eine größere Rolle als die psychogenen. Wie allgemein festgestellt, fürchten sich sowohl Männer als auch Frauen der unterschiedlichsten Altersstufen vor der Impotenz, was zu einer Panik führen kann. Ich hatte z.B. einen Patienten, der von sexueller Impotenz nichts hören wollte, weil er befürchtete, daß dadurch seine sexuelle Aktivität gestört werden könnte. Dieser Patient war schon sehr alt, führte aber trotzdem ein sehr aktives sexuelles Leben in seiner Ehe. Dagegen suchte ein Fünfzigjähriger aus Angst um seine Potenz eine jüngere Partnerin, um bei ihr seine Männlichkeit zu bestätigen.

12.1 Untersuchungsmaterial

Um die Problematik der sexuellen Impotenz im fortgeschrittenen Alter und deren ätiopathogene Faktoren, die zur Entwicklung dieses Krankheits-Phänomens geführt haben, besser darstellen zu können, sind von 1975 bis 1978 96 Patienten (60 Männer und 36 Frauen), die sexuell impotent waren, in meinem Institut für Gesamte Thymusforschung beobachtet und mit Thymusextrakt behandelt worden. Alle Patienten befanden sich im hohen Lebensalter (Durchschnitt 61 Jahre).

Nach neuesten Erkenntnissen ist die Ursache der sekundären Impotenz im höheren Alter meist organischer Natur, obwohl die psychogene Komponente nicht ausgeschlossen werden darf. Sie spielt aber in diesem Alter eine geringere Rolle.

Meine Beobachtungen waren auf die begleitenden chronischen Krankheiten gerichtet, die als Ursache der sexuellen Impotenz angesehen werden können.

Bei meinen Patienten ist als häufigste Begleitkrankheit die generalisierte Arteriosklerose vorhanden; daneben aber waren in 15 % der Fälle auch Krankheiten des urogenitalen Traktes vertreten. Diese begleitenden Krankheiten sind bei der Behandlung und beim Prognostizieren der sexuellen Impotenz im fortgeschrittenen Alter von wesentlicher Bedeutung.

Aufgrund der anamnestischen Daten der Patienten konnte ich feststellen, daß bei gesunden Menschen mit kompensiertem psychophysischen Status ihre sexuellen Fähigkeiten bis ins hohe Lebensalter erhalten bleiben.

Anhand verschiedener Charakteristika der Patienten habe ich weiter herausgefunden, daß durch das Sanieren urogenitaler Krankheiten mit der immunologischen Therapie und mit Hilfe ärztlicher Ratschläge die sexuelle Potenz meistens nach kurzer Zeit wieder belebt wurde. In allen beobachteten Fällen war die Ursache der sexuellen Impotenz organischer Natur.

Jedenfalls verdient dieses komplexe Phänomen, besonders im Hinblick auf die Ätiopathogenese der sexuellen Impotenz, eine besondere Aufmerksamkeit.

12.2 Immunologische Einflüsse

Da es im fortgeschrittenen Alter zu einer anatomischen und funktionalen Veränderung des Lymphgewebes kommt, das bei der immunologischen Funktion des Organismus eine wichtige Rolle spielt, vertrete ich die Meinung, daß die Funktion der T- und B-Lymphozyten bei dem Hervorrufen des pathologischen Zustandes im Organismus sehr wichtig ist. Es ist wissenschaftlich bewiesen, daß die Lymphozyten Grundbausteine des immunologischen Systems sind und die immunologische Evolution bestimmen.

Ebenso ist bekannt, daß sich im Laufe der Jahre die Funktion der Immunität abbaut und die immunologischen Parameter gestört sind. Sehr häufig kommt es zu pathologischen Deviationen im immunologischen System und damit zu autoimmunen Krankheiten; dazu gehört die organisch verursachte sexuelle Impotenz. Autoimmunkrankheiten kommen auch im gesunden Organismus im Alter vor. Dabei tritt die Frage nach der latenten Neigung zu autoimmunen Reaktionen und ihrer genetischen Abstammung auf.(19) In jedem Falle spielt bei den Autoimmunkrankheiten die Alternation der Lymphozyten selbst eine wichtige Rolle, da die Veränderung des zellulären Klons der Lymphozyten oft zum Bruch der immunologischen Toleranz im Organismus führt.(20)

Das Defizit in dem vom Thymus abhängigen lymphoiden System muß ersetzt werden, weil der Thymus immunaktive, hormonale und enzymatische Wirkung hat und den normalen immunologischen Status des Organismus regelt. Heute kennen wir viele Alterskrankheiten, bei denen die Lymphozyten gegen das Gewebe des eigenen Organismus reagieren. Hierzu gehören Krankheiten der Vaskularia (Arteriosklerose), der Thyreoiden, Kartiko-Nebennieren und parathyreoiden Drüsen, weiter die Antimyokarde (nach dem Herzinfarkt) und die des Nervengewebes. Im fortgeschrittenen Alter spielen also zwei wichtige Komponenten eine entscheidende Rolle:

1. Der Abfall der T-Helfer-Zellen in bezug auf die B-Zellen,

2. das gestörte immunologische System im Organismus, verursacht durch die spezifische Disfunktion der B-Lymphozyten.

12.3 Therapie

Die hormonale immunologische Therapie habe ich mit dem Gesamt-Thymusextrakt in allen Fällen des Phänomens der sexuellen Impotenz angewendet, die im Alter mit den obigen Begleitkrankheiten gleichzeitig bestand.

Die Anwendung des Thymusextraktes erfolgte bei den Patienten mit sexueller Impotenz parenteral in Form von Spritzen mit 10 ml THX täglich drei Wochen lang. Im Laufe der Therapie wurden die immunologischen Parameter beobachtet, die nach drei Wochen eine normale immunologische Funktion aufwiesen, und zwar auch bei älteren Patienten, bei denen die immunologische Defizienz und die Neigung zu verschiedenen degenerativen und infektiven Krankheiten nachweisbar war. Die Ergebnisse dieser bei meinen Patienten angewandten Therapie nach 6 Wochen: Eine verbesserte sexuelle Fähigkeit.

Im Laufe der Verabreichung des Thymusextraktes kam es zu keinen allgemeinen Reaktionen, ausgenommen lokale (Einspritzstelle). Alle Patienten wurden sechs Monate beobachtet; die meisten berichteten über positive Resultate in bezug auf ihre sexuelle

Potenz, während in den Fällen resistenter Symptome der sexuellen Impotenz eine zweite Serie der Behandlung mit dem Thymusextrakt angewendet werden mußte.

Die Behandlung der älteren Patienten mit gestörter sexueller Potenz mit dem Gesamt-Thymusextrakt ist gerechtfertigt. Die immunologischen Funktionen sind gestört und führen zu autoimmunen Erkrankungen, die den Abfall sexueller Fähigkeiten verursachen.

Die Anwendung des Gesamt-Thymusextraktes (THX) bei sexueller Impotenz, die von anderen Krankheiten begleitet war, zeigte in 70 bis 80 % positive Resultate. Da die oben angeführten Krankheiten die sexuellen Funktionen gestört haben, bin ich zu der Erkenntnis gekommen, daß durch das Normalisieren der immunologischen Funktion des Organismus unter Anwendung des Gesamt-Thymusextraktes diese Therapie die Methode der Wahl ist.

12.4 Zusammenfassung

Meine Beobachtungen an 96 Patienten mit sexueller Impotenz im fortgeschrittenen Alter beweisen, daß sie organisch bedingt ist. Begleitende degenerative und infekte Erkrankungen in diesem Alter waren meist die Ursache der sexuellen Impotenz, wobei die Arteriosklerose und urogenitale Erkrankungen (Prostatitis, Uretritis) am häufigsten auftraten. Bei der Auswertung der immunologischen Parameter habe ich festgestellt, daß die gestörten immunologischen Funktionen im fortgeschrittenen Alter für die Entwicklung von degenerativen und infektiven Krankheiten von Belang sind, die wiederum die Ursache von sexueller Impotenz waren.

Nachdem die immunologischen Funktionen im Organismus unter Anwendung der THX-Therapie wieder hergestellt wurden - in zwei Abschnitten während drei Wochen, im Abstand von 6 Monaten - konnte eine allgemeine Verbesserung des Gesundheitszustandes bei den Patienten vermerkt werden und im Zusammenhang damit auch eine Normalisierung der sexuellen Funktionen.

Daraus wird gefolgert, daß in den angeführten Fällen eine hormonale und immunologische THX-Therapie angebracht ist, die zur wesentlichen Verbesserung des immunologischen Status im Organismus und der sexuellen Potenz im Alter führt.

12.5 Literatur

(1) BÖGER, J.: Eheliche Liebe muß nicht altern, Berlin 1975

(2) BORELLI, S.: Potenz und Potenzstörungen des Mannes, Berlin 1971

(3) KINSEY, A.C., POMEROY, W.B., MARTIN, C. E.: Sexual behavior in the human female, Philadelphia - London 1953, Dt.Ausg. Das sexuelle Verhalten der Frau, Berlin - Frankfurt a.M. 1954

(4) KELLER, F.K.: Sexualprobleme in der Geriatrie, 1974

(5) JOHNSON, V.E., MASTERS, W.H.: Sexual incompatibility, Diagnosis and treatment, in C.W. Lloyd (Hrsg.), Human reproduction and sexual behavior, Philadelphia 1964

(6) HASTINGS, D.W.: Impotence and frigidity, Boston 1963

(7) MASTERS, W.H.: Sex steroid influence on the aging process, Amer.J. Obstet.Gynec. 74, 735-746, 1957

(8) MASTERS, W.H., JOHNSON, V.E.: Counseling with sexually incomatible marriage partners, in: Klemer, R.H. (Hrsg.), Counseling in marital and sexual problems, A Physician's Handbook, Baltimore 1965

(9) WALKER, K., STRAUSS, E.B.: Sexual disorders in the male, Baltimore 1939

(10) BEIGEL, H.G.(Hrsg.):Advances in Sex research, New York 1963

(11) ARMSTRONG, E.B.: The possibility of sexual happiness in old age, in: Beigel, 1963, 131-137

(12) BOTWNICK, J.: Drives, expectancies and emotions, in J.E. Birren (Hrsg.), Handbook of aging and the individual, psychological, and biological aspects, Chicago 1959

(13) CHESSER, E.: Liebe ohne Furcht, Stuttgart 1950

(14) FINKLE, A.L., u.a.: Sexual petence in aging males, J.A.M.A. 170, 113-115, 1959

(15) FORD, C.S., BEACH, F.A.: Formen der Sexualität, Hamburg 1968

(16) FRANKE, Klaus: Zwölf Gegenthesen, Sexualmedizin 12, 1973

(17) FRIEDEBURG, L.v.: Die Umfrage in der Intimsphäre, Stuttgart 1953

(18) FROMM, E.: Die Kunst des Liebens, 1956

(19) MARTIN, E., JUNOD, J.P.: Gerontologie, Paris - New York - Barcelona - Milano 1977

(20) THOMPSON, R.A.: Recent advances in clinical immunology, Edinburgh - London - New York 1977

13. VERÄNDERUNGEN DES BLUTSTATUS WÄHREND DER BEHANDLUNG MIT THX

1978 wurden von Dr. Spieß, Lenggries, und mir bei 100 unausgewählten Patienten verschiedene Blutparameter vor und nach der Behandlung mit THX kontrolliert.

Es erfolgte wegen der kleinen Zahl keine Gruppierung nach Diagnosen, obwohl dies natürlich den Aussagewert der Studie erhöht hätte.

Transaminasen, Cholesterin, Triglyceride, Kreatinin und Harnsäure im Serum bezog ich nicht in die Studie ein, da schon bei grober Prüfung der Parameter vor und nach Behandlung keine eindeutigen Verschiebungen dieser Werte zu erkennen waren.

1. Blutkörperchensenkungsgeschwindigkeit
   (BSG nach Westergren)
   Zur Vereinfachung der Statistik bildete ich je-
   weils die Summe aus Ein- und Zweistundenwert.


```
Zweistundenwert vor Behandlung bis  15 mm n.W. = 24
              nach Behandlung angestiegen      = 23
                           bis  15 mm n.W. =  3
                        16 bis  50 mm n.W. =  9
                        51 bis  90 mm n.W. =  8
                           über 90 mm n.W. =  3

                vor Behandlung bis  50 mm n.W. = 41
              nach Behandlung angestiegen      = 39
                           bis  15 mm n.W. =  0
                           bis  50 mm n.W. = 18
                           bis  90 mm n.W. = 14
                           über 90 mm n.W. =  9

                vor Behandlung bis  90 mm n.W. = 18
              nach Behandlung angestiegen      = 13
                           bis  15 mm n.W. =  1
                           bis  50 mm n.W. =  2
                           bis  90 mm n.W. =  7
                           über 90 mm n.W. =  8

                vor Behandlung bis  90 mm n.W. = 17
              nach Behandlung angestiegen      = 10
                           bis  15 mm n.W. =  1
                           bis  50 mm n.W. =  2
                           bis  90 mm n.W. =  2
                           über 90 mm n.W. = 12
```

2. Leukozyten

Die Gesamtleukozytenzahl lag bei 98 Patienten vor der Behandlung unter 10.000/mm³, bei 2 Patienten über 10.000/mm³.

Nach der Behandlung waren bei 58 der 98 Patienten die Leukozyten angestiegen, bei 2 Patienten über 10.000/mm³; bei den restlichen 40 Patienten waren die Leukozyten abgefallen. Darunter befanden sich auch die beiden Patienten, die vor der Behandlung einen erhöhten Wert zeigten.

3. Lymphozyten

Die Lymphozyten waren bei 47 Patienten nach der Behandlung angestiegen, bei 53 abgefallen:

```
Vor Behandlung bis 35 %        = 60
nach Behandlung angestiegen    = 36
               abgefallen      = 24

vor Behandlung bis 45 %        = 27
nach Behandlung angestiegen    =  9
               abgefallen      = 18

vor Behandlung bis 55 %        =  9
nach Behandlung angestiegen    =  2
               abgefallen      =  7

vor Behandlung über 55 %       =  4
nach Behandlung abgefallen     =  4
```

4. Eosinophile Granulozyten

Die Eosinophilen stiegen nach der THX-Behandlung bei 77 von 100 Patienten an, in 23 Fällen fielen sie ab:

```
Vor Behandlung bis    5   = 81
nach Behandlung höher     = 70
        davon bis    5   = 58
              bis   10   = 17
              über  10   =  6

vor Behandlung bis   10   = 13
nach Behandlung höher     =  3
              bis    5   =  7
              bis   10   =  4
              über  10   =  2

vor Behandlung über  10   =  6
nach Behandlung höher     =  4
kein Fall unter 10 %
```

5. Thrombozyten

Von 11 Patienten, bei denen die Thrombozyten vor der Behandlung unter 150.000 lagen, waren sie in 10 Fällen nach der Behandlung über 150.000 angestiegen. Bei 6 von 89 Patienten, bei denen der Ausgangswert über 150.000 lag, waren die Thrombozyten nach der Behandlung unter 150.000 abgefallen, bei 45 Patienten lagen sie über und bei 38 Patienten unter dem Ausgangswert.

6. Erythrozyten

Die Erythrozyten stiegen nach der Behandlung in 41 Fällen an, in 59 Fällen fielen sie ab: Von 62 Patienten, bei denen die Erythrozyten vor Behandlung über 4,5 Mio/mm³ betrugen, waren sie nach der Behandlung in 19 Fällen angestiegen, in 31 Fällen abgefallen, in weiteren 12 Fällen sogar unter 4,5 Mio/mm³; von 38 Patienten, bei denen die Erythrozytenzahl vor Behandlung unter 4,5 Mio/mm³ lag, zeigten auch nach Behandlung noch 24 Fälle Werte unter 4,5 Mio/mm³, davon waren in 16 Fällen die Erythrozyten abgefallen; auf über 4,5 Mio/mm³ waren die Erythrozyten in dieser Gruppe in 14 Fällen angestiegen.

7. Hämoglobin

Das Hämoglobin lag bei 91 Patienten nach der Behandlung unter dem Ausgangswert, 48 Patienten zeigten einen gleichzeitigen Abfall der Erythrozyten.

Bei 40 Patienten lag das Hämoglobin vor der Behandlung über 14,0 g%, nach der Behandlung war es in dieser Gruppe unter 14,0 g% in 29 Fällen abgefallen; davon in 16 Fällen um mehr als 2 g%. 13 von 60 Patienten, bei denen das Hämoglobin

vor der Behandlung unter 14,0 g% lag, hatten
nach der Behandlung einen Wert über 14,0 g%; in
47 Fällen lag das Hämoglobin weiterhin unter
14,0 g%, in 7 Fällen war es um mehr als 2 g%
abgefallen.

8. Verhalten Gesamtleukozytenzahl / Lymphozyten
   Gesamtleukozytenzahl und Lymphozyten waren nach
   der Behandlung in 23 Fällen angestiegen; in 35
   Fällen waren die Gesamtleukozytenzahl angestiegen, die Lymphozytenzahl abgefallen. Einen Abfall der Gesamtleukozytenzahl und der Lymphozyten beobachtete ich in 17 Fällen; bei 25 Patienten war die Gesamtleukozytenzahl bei gleichzei-
   tigem Anstieg der Lymphozytenzahl abgefallen.

Außerdem wurden noch einige immunologische Parameter untersucht, wie z.B. ....

9. Immunglobuline
   Bei 20 Patienten wurde vor und nach der THX-Behandlung eine Immunelektrophorese durchgeführt:

   IgG stieg in 12 Fällen an
       fiel in 6 Fällen ab
       blieb in 2 Fällen gleich.

IgA stieg in 11 Fällen an
    fiel in 6 Fällen ab
    blieb in 3 Fällen gleich.

IgM stieg in 14 Fällen an
    fiel in 3 Fällen ab
    blieb in 3 Fällen gleich.

Inwieweit die Verschiebungen bei den Immunglobulinen nach der THX-Behandlung auf eine Antikörperbildung gegen Thymusgewebe vom Kalb zurückzuführen sind, ist noch zu klären. Nachfolgender Fall sei hier aufgezeigt:

Patientin war eine 50jährige Frau mit chronischer Polyarthritis rheumatica. Nach zwei THX-Behandlungen zeigten sich lokale allergische Reaktionen; der Behandlungserfolg war jedoch objektiv und subjektiv gut.

Nach einem dreiviertel Jahr trat während der dritten Behandlungsstufe (nach der 14. Injektion) eine kurze anaphylaktoide Gegenwirkung in Form von Bronchospasmus, Hautrötung am Oberkörper, kurzzeitigem Angstgefühl bei stabilen Herz- und Kreislaufverhältnissen auf.

Die Eosinophilie war bei sonst unveränderten Parametern von 4 % auf 30 % angestiegen, nach einem Monat wieder auf 6 % abgefallen, während die Lymphozyten von 14 % vor der Behandlung auf 45 % nach der Behandlung anstiegen.

Die Antikörperbestimmung im Serum ergab folgendes Bild:
Antikörper gegen Thymozyten und interstitielles Bindegewebe vom Thymus mit einem Titer von 1 : 160. Sieben Monate später waren keine Antikörper mehr gegen das Thymusgewebe nachweisbar.

Das Ergebnis nach einer 5 Monate später durchgeführten vierten Behandlung mit THX war: Abgesehen von den typischen spätallergischen Reaktionen traten keine anderen organischen nachteiligen Komplikationen auf.

3 bis 5 Monate danach zeigten sich aber wieder Antikörper gegen Thymusbindegewebe und Thymozyten mit einem Titer von 1 : 20.

Prof. Dr. med. A.L. de Weck und Dr. med. M. Wälti, Universität Bern, Schweiz, haben von 57 Patienten (25 Männer und 32 Frauen im Alter von 27 - 85 Jah-

ren), die in meiner Praxis über eine Dauer von 2 -
6 Wochen täglich, außer an Wochenenden, intramuskuläre bzw. tiefsubcutane Injektionen von 5 - 10 ml
THX erhielten, Serumproben untersucht.

Insgesamt wurden 201 Blutproben chromatographisch
und elektrophoretisch zur Charakterisierung von
Thymusextrakt gemacht. Bestimmungen von IgE-Anti-
körpern und IgG-Antikörpern gegen THX-Komponenten
und Kalbsserumproteine erfolgten ebenfalls.
Lymphozytenkulturteste und Hautteste wurden weiter
durchgeführt. Aus diesen Untersuchungen und Resultaten wurden folgende Schlußfolgerungen von de Weck
gezogen:

"1. THX enthält eindeutig Proteine, die für den
     Menschen immunogen wirken und in der Lage
     sind, bei gewissen Patienten präzipitierende
     Antikörper vom IgG Typ hervorzurufen. Wenn ein
     genügend empfindlicher Test (RIA) verwen-
     det wird, zeigt sogar die Mehrheit (83 %) der
     behandelten Patienten solche Antikörper, die
     sich eindeutig erst im Laufe der THX-Therapie
     entwickeln. Die Spezifität dieser neugebilde-
     ten IgG-Antikörper scheint größtenteils gegen
     Kalbsserumproteine gerichtet zu sein. Immerhin
     weisen bestimmte Serumproben mit hoher Bin-

dung an THX und geringer Bindung an Kalbsserumproteine darauf hin, daß bei gewissen Patienten auch andere, THX-eigene Antigene, von Bedeutung sind.

2. Die völlige Negativität der spezifischen IgE-Bestimmungen, die negativen Sofort-Hautteste bei zwei deutlich sensibilisierten Patienten sowie die scheinbar große Seltenheit von urticariellen Hautausschlägen und deutlichen Schocksymptomen läßt die Vermutung zu, daß die Bildung von IgG-Antikörpern gegen THX-Proteine viel seltener als eigentlich erwartet vorkommt. Die Erklärung könnte hierin liegen:
Bei der THX-Behandlung handelt es sich offensichtlich um eine massenhafte Einspritzung von Fremdproteinen. Von der experimentellen Allergologie her ist wohl bekannt, daß die Injektion von größeren Antigenmengen die IgE-Bildung eigentlich unterdrückt, um dagegen die IgG-Bildung zu begünstigen. Wir haben deswegen den Verdacht, daß die Mehrheit der lokalen und allgemeinen Reaktionen, über welche berichtet wird, auf einen Immunkomplexmechanismus durch IgG zurückzuführen ist. In der Tat entsprechen die beschriebenen Lokalreaktionen nach THX-Einspritzung anhand des Verlaufs und der kli-

nischen Beschreibung eher einer Arthus'schen Reaktion, währenddem die allgemeinen Reaktionen (Schüttelfrost, Fieber) mehr einer Immunkomplexreaktion als einer anaphylaktischen Reaktion zuzuordnen sind. Trotzdem scheint die Korrelation zwischen Vorhandensein von anti-THX IgG (objektiv durch RIA nachweisbar) und lokalen bzw. allgemeinen Reaktionen keineswegs absolut. Eine große Anzahl von Patienten, bei denen angeblich keine bemerkenswerten oder übermäßigen Reaktionen nach der THX-Behandlung vorhanden waren, zeigten hingegen im RIA erhebliche anti-THX IgG-Werte. Zudem ließen sich in allen Patienten mit allgemeinen Reaktionen anti-THX Antikörper nachweisen. Komplementwerte konnten in den wiederholt getaut und gefrorenen Plasmaproben nicht mehr zuverlässig bestimmt werden. Da die Blutentnahme auch nicht direkt nach einer THX-Injektion bzw. einer durch THX bedingten allergischen Reaktion erfolgte, kann in bezug auf die Beteiligung des Komplementsystems in solchen Reaktionen keine Aussage gemacht werden.

3. Die deutliche Sensibilisierung der Lymphozyten von zwei Patienten auf Kalbsserumproteine zeigt, daß auch zellvermittelte allergische Reaktionen zu erwarten sind. Es ist auffallend, daß bei diesen zwei Patienten die Stimulierung mit THX selbst wesentlich weniger ausgeprägt ist. Dies ist möglicherweise darauf zurückzuführen, daß THX Substanzen enthält, welche die Lymphozytenstimulation in vitro hemmen. Es ist wohlbekannt, daß derartige Substanzen in nicht gereinigten Thymusextrakten vorkommen."

Zusammenfassung

Die Untersuchungen an 100 Patienten mit verschiedenen Diagnosen der Blutparameter vor und nach der Behandlung mit THX sind nachfolgend noch einmal statistisch ausgewertet.

	Blutstatus	vor Behandlung mit THX	nach Behandlung mit THX				
1	BSG nach WESTERGREN 2-Stundenwert	15 mm = 24	angestiegen = 23	bis 15 mm = 3	16–50 mm = 9	51–90 mm = 8	über 90 mm = 3
		50 mm = 41	angestiegen = 39	bis 15 mm = 0	16–50 mm = 18	51–90 mm = 14	über 90 mm = 9
		90 mm = 18	angestiegen = 13	bis 15 mm = 1	16–50 mm = 2	51–90 mm = 7	über 90 mm = 8
		90 mm = 17	angestiegen = 10	bis 15 mm = 1	16–50 mm = 2	51–90 mm = 2	über 90 mm = 12
2	Leukozyten	bei 98 Pat. unter 10000/mm³	bei 58 Pat. Anstieg der Leukozyten				
		bei 2 Pat. über 10000/mm³	bei 2 Pat. Anstieg der Leukozyten über 10000/mm³				
			bei 40 Pat. Abfall der Leukozyten				
			bei 2 Pat. Abfall der Leukozyten unter 10000/mm³				
3	Lymphozyten	bis 35% = 60	angestiegen = 36				abgefallen = 24
		bis 45% = 27	angestiegen = 9	bei 53 Pat.			abgefallen = 18
		bis 55% = 9	angestiegen = 2				abgefallen = 7
		über 55% = 4	bei 47 Pat.				abgefallen = 4
4	eosinophile Granulozyten	bis 5 = 81	bei 77 Pat. Anstieg, bei 23 Pat. Abfall				
		bis 10 = 13	höher = 70, davon bis 5 = 58 / bis 10 = 17 / über 10 = 6				
		über 10 = 6	höher = 3, davon bis 5 = 7 / bis 10 = 4 / über 10 = 2				
			höher = 4, kein Fall unter 10%				
5	Thrombozyten	bei 11 Pat. unter 150000	bei 10 Pat. über 150000 abgefallen				
		bei 6 Pat. von 89 Pat. über 150000	unter 150000 abgefallen				
			bei 45 Pat. über Ausgangswert				
			bei 38 Pat. unter Ausgangswert				
6	Erythrozyten	62 Pat. über 4,5 Mill.	in 19 Fällen angestiegen				
			in 31 Fällen abgefallen				
		38 Pat. unter 4,5 Mill.	in 12 Fällen unter 4,5 Mill.				
			in 24 Fällen unter 4,5 Mill.				
			in 24 Fällen Abfall, in 14 Fällen Anstieg				
7	Hämoglobin	40 Pat. über 14 g %	unter 14 g % in 29 Fällen, davon in 16 Fällen mehr als 2 g %				
		13 Pat. unter 14 g %	über 14 g %				
			in 47 Fällen unter 14 g %				
			in 7 Fällen mehr als 2 g % abgefallen				
8	Verhalten der Gesamtleukozytenzahl und Lymphozyten		Anstieg Gesamtleukozytenzahl	Anstieg Lymphozyten			in 23 Fällen
			Anstieg Gesamtleukozytenzahl	Abfall Lymphozyten			in 35 Fällen
			Abfall Gesamtleukozytenzahl	Abfall Lymphozyten			in 17 Fällen
			Abfall Gesamtleukozytenzahl	Anstieg Lymphozyten			in 25 Fällen
9	Immunglobuline		Ig G Anstieg in 12 Fällen	Abfall in 6 Fällen			in 2 Fällen gleich
			Ig A Anstieg in 11 Fällen	Abfall in 6 Fällen			in 3 Fällen gleich
			Ig M Anstieg in 14 Fällen	Abfall in 3 Fällen			in 3 Fällen gleich

13.1 Literatur

(1) SPIESS, R.: Humorale Veränderungen und immunologische Reaktionen bei Patienten, die sich einer Frischzellenbehandlung unterzogen; Erfahrungsheilkunde 23, 2, 40-47, 1974

(2) PESIC, M.C., SPIESS, R.: Behandlungserfolge durch Frischzellentherapie nach den subjektiven Aussagen von 300 Patienten; Erfahrungsheilkunde 24, 1, 1975

(3) PESIC, M.C.: THX - Immuntherapie mit Thymusextrakt nach Dr. Sandberg; Erfahrungsheilkunde 26, 10, 520-522, 1977

(4) PESIC, M.C.: Wasserlöslicher gesamter Thymusextrakt nach Dr. Sandberg bei Malignomen; Biologische Medizin, Heft 2/1978, S. 51-54

(5) PESIC, M.C.: Potenzierende Immuntherapie THX nach Dr. Sandberg - ein Glied in der Tumortherapie; Biologische Medizin, Heft 1/1980, S. 30-33

(6) WÄLTI, M., DE WECK, A.L. und PESIC, M.C.: Immunologische und allergologische Nebenwirkungen der Behandlung mit Gesamtkalbsthymusextrakt (THX nach Sandberg), Vortrag vom 4. Kongreß der Internationalen Gesellschaft für Thymusforschung e.V. in Jönköping 1980

VI. Die raffinierten Zellen

Für besondere Verdienste in der Erforschung der Bildung von Tochtergeschwülsten und der gegen sie gerichteten körpereigenen Abwehr verlieh der Senator für Wissenschaft und Kunst des Landes Berlin am Montag, dem 8. März 1982, den Aronson-Preis 1982 an Prof. Dr. Volker Schirrmacher, Leiter der Abteilung "Zelluläre Immunologie", Institut für Immunologie und Genetik, Deutsches Krebsforschungszentrum. Der Preis wird jährlich für neue Arbeitsrichtungen in der Mikrobiologie, experimentellen Therapie und Immunologie vergeben.

Volker Schirrmacher und seine Arbeitsgruppe untersuchen das invasive Eindringen von Krebszellen in das gesunde Gewebe, die Bildung von Tochtergeschwülsten und die gegen die Tumorzellen gerichteten Reaktionen der körpereigenen Abwehr. Es geht dabei um die Fragen: Was veranlaßt Zellen, sich vom Primärtumor, der örtlich wächst, abzulösen? Was gibt ihnen die Fähigkeit, in gesundes Gewebe einzudringen und über die Blut- und Lymphbahnen in andere Bereiche des Körpers abzuwandern? Was veranlaßt sie, sich dort anzuheften? Gibt es eine körpereigene Krebsabwehr? Wenn ja, wie funktioniert sie? Was setzt sie möglicherweise außer Kraft?

Schirrmacher untersucht eine nichtmetastasierende Tumorzellinie und eine aus der gleichen Familie stammende metastasierende Tumorlinie. Aus einer Ausgangszellinie, aus der nur örtlich wachsende Tumoren entstehen, hat sich vor einigen Jahren spontan eine Variante herausgebildet, deren Zellen invasive und metastasierende Tätigkeiten entfalten, d.h., die Zelle bildet Ausläufer aus und dringt mit ihnen in die Gefäßwand, z.B. von Blutgefäßen, ein. Diese Zellen haben damit die Fähigkeit, über Blut- und Lymphbahnen durch den Körper zu wandern und sich irgendwo als Tochtergeschwulst anzuheften.

Ein Ziel der Metastasenforschung ist es, das Eindringen (Invasion) von Tumorzellen in gesundes Gewebe oder das Anheften zu verhindern und gleichzeitig die körpereigene Abwehr gegen eindringende Tumorzellen zu stimulieren.

Schirrmacher hat festgestellt, daß nur die Tumorzellen abwandern können, die auch die Fähigkeit haben, Gefäßwände zu durchstoßen. Beide Tumorzellinien, die er untersucht - nichtmetastasierend und metastasierend -, lösen körpereigene Abwehrreaktionen aus und aktivieren vor allem spezifisch gegen sie gerichtete sogenannte Killerzellen. Kaum gehen jedoch diese Killerzellen in Aktion, tarnen sich

376

die Zellen der metastasierenden Linie so, daß sie nicht mehr erkannt werden können und der durch sie ausgelösten Abwehr entkommen. Mit größter Raffinesse unterlaufen sie das Einsatzkommando der körpereigenen Abwehr, um sich an anderen Stellen des Körpers anzusiedeln und Geschwülste zu bilden.

Wenn es gelänge, anhand von Modellsystemen - wie z.B. dem von Schirrmacher - herauszufinden, welches die charakteristischen Merkmale und Eigenschaften metastasierender Zellen sind, dann könnte man sich z.B. auf die Suche nach Werkzeugen zur Blockierung der Invasion machen. Denkbar wäre, daß bestimmte körpereigene Substanzen, z.B. Enzyme, die Aktivitäten der metastasierenden Tumorzellen ermöglichen; andere Substanzen könnten sie vielleicht hemmen.

Ermutigend ist, daß es der Arbeitsgruppe Schirrmachers kürzlich gelungen ist, aus bösartig metastasierenden Zellen Tumorzellen zu züchten, die sich nicht mehr aus dem Zellverband herauslösen können. Kleinste Veränderungen an den Zellen - vor allem an den Zelloberflächen - sind offenbar verantwortlich für die Entstehung neuer Zellvarianten mit jeweils anderen Fähigkeiten oder mit dem Verlust von Fähigkeiten. Gelänge es, die Invasion oder das Anheften von Tumorzellen in anderen Körperbereichen zu ver-

hindern, wäre man einen großen Schritt in der Bekämpfung des Krebses weiter. Gäbe es nämlich nicht
die Metastasen, könnte eine Reihe von Krebserkrankungen durch chirurgische Entfernung oder Bestrahlung nur lokal wachsender Tumoren geheilt werden.
Die Mißerfolge in der Krebsbehandlung beruhen sehr
häufig auf der Unmöglichkeit, die Bildung von Tochtergeschwülsten zu verhindern oder sie gezielt zu
bekämpfen. Die Arbeiten von Schirrmacher werden
durch das Wissenschaftliche Kuratorium der Aronson-
Stiftung als ein neuer Forschungsansatz in diese
Richtung gewertet.

Die Aronson-Stiftung besteht seit 1924. Volker
Schirrmacher ist der zweite Wissenschaftler aus dem
Deutschen Krebsforschungszentrum, der den Preis er-
hält. Vor ihm (1975) wurde der Preis an seinen Kol-
legen im Institut für Immunologie und Genetik,
Prof. Dr. Klaus Eichmann, verliehen, der jetzt Di-
rektor am Max-Planck-Institut für Immunologie in
Freiburg ist.

DIE INVASION EINER KREBSZELLE...

in gesundes Gewebe des Körpers ist der Beginn einer
dramatischen Entwicklung dieser Krankheit: Die zunächst nur an einem Ort wachsende Krebszelle bildet

eine Tochtergeschwulst. Diesen Vorgang zu unterbinden und damit den Kampf gegen die heimtückische Krankheit zu erleichtern, ist eines der wichtigsten Ziele der Krebsforschung; sie zählt zu den Schwerpunkten der Forschungsaktivitäten auch der deutschen Pharma-Industrie, die allein 1982 für die Entwicklung neuer Arzneimittel insgesamt rund 2,2 Milliarden D-Mark ausgab. Der Einsatz von Medikamenten, kombiniert mit verbesserten Operationsmethoden und neuen Formen der Bestrahlung, hat bei der Behandlung von Krebskranken zu beachtlichen Erfolgen geführt. Allerdings ist der erhoffte große Durchbruch noch nicht gelungen. Allein 1982 starben in der Bundesrepublik Deutschland nahezu 160.000 Menschen an Krebs. Die mit einem Elektronenmikroskop gemachten vorliegenden Aufnahmen aus dem Deutschen Krebsforschungsinstitut in Heidelberg zeigen die Zelle eines örtlich wachsenden Tumors (A), darunter eine Zelle, die Tochtergeschwülste bildet, beim Eindringen in eine gesunde Gefäßwand (B-E). Foto: Center Press 23/8/83/81 179/STR/JW/4007-1

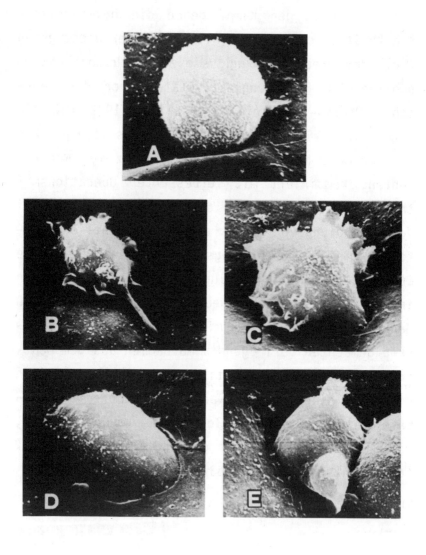

Verzeichnis der medizinischen Fachausdrücke

abdominal	- zum Bauch, Unterleib gehörig
aberrant	- abweichend
adaptiv	- Anpassung bewirkend, dazugehörend
Adenom	- gutartige Geschwulst
Adhäsion	- Verwachsung bzw. Verklebung, z.B. von Eingeweiden untereinander
Ätiologie	- Lehre von den Krankheitsursachen
Ätiopathogenese	- Pathogenese: Krankheitsentstehung
Affektion	- Befall durch eine Krankheit
Affinität	- Neigung eines Stoffes, mit einem anderen eine Verbindung eingehen (chemisch)
Agenzien	- medizinisch wirksamer Stoff
Agglutination	- Verklebung, Zusammenballung von Zellen
Akromegalie	- Vergrößerung der Akren (Nase, Ohren, Kinn, Finger, Zehen)
akzidentell	- zufällig, nicht zum Krankheitsbild gehörig
Albuminurie	- Vorkommen von Eiweiß im Harn
Allergie	- Überempfindlichkeit, insbesondere des Körpers gegen bestimmte Stoffe

Alteration	- durch Gewebeschädigung gekennzeichnete Entzündung
Ambulanzkontrolle	- Behandlung von Patienten, die außerhalb des Krankenhauses leben
Amonhorn	- Wulst im Seitenventrikel des Gehirns
Amyloidose	- Gewebsentartung, Einlagerung von Eiweißkörpern unbekannter Zusammensetzung
Anamnese	- Vorgeschichte des Kranken
Androgene	- Stoffe, die männliche Geschlechtsmerkmale fördern
Angina pectoris	- Anfälle heftiger Schmerzen am Herzen durch Gefäßverengung
Angiopathie	- Gefäßerkrankung, Verdickung und Elastizitätsverlust der Gefäßwand
Ankylose	- Gelenkversteifung
Anoxämie	- Sauerstoffmangel im Blut
Anoxie	- Sauerstoffmangel im Gewebe
Antigene	- Stoffe, die die Bildung von Antikörpern hervorrufen
Antihistaminikum	- beeinflußt abschwächend oder verhindert die meisten Wirkungen des Histamins sowie allergischer Reaktionen
Antimyokard	- Mittel gegen Herzmuskel
antinuklear	- Mittel gegen Zellkern
Aorta	- größte Arterie des Körpers
Aphasie	- Sprachstörungen

apoplektisch	- zum Schlaganfall gehörend, neigend
Applikation	- Verabreichung (Anwendung)
Arachnoidea	- Spinnwebenhaut, bildet zusammen mit der Gefäßhaut die weiche Hirnhaut
Arterie vertebralis	- Wirbelschlagader
Artheriosklerose	- Arterienverkalkung
Arthritis	- Gelenkentzündung
Asphyxie	- "Pulslosigkeit" (Atemstillstand), Erstickung
Asthma	- Atemnot, Luftmangel
atonisch	- schlaff, spannungslos
Atrophie	- Abmagerung als Folge von Ernährungsstörungen, Organschwund, Abnahme der Zahl oder der Größe der Zellen
Aura	- Hauch, Schimmer
Autoantikörper	- gegen körpereigene Antigene (Proteine) gerichtete Antikörper
Autoimmunopathie	- Autoaggressionskrankheit
Automatismus	- unterbewußte, automatisch ablaufende Vorgänge
basophil	- sich mit basischen Farbstoffen färbend
BCG	- Bacillus-Calmette-Guerin: Schutzimpfstoff gegen Tuberkulose
Bronchitis	- Entzündung der Bronchialschleimhaut

Bursa Fabricii	- bei Vögeln am weitesten entwickelt; sie befindet sich in der Kloake
B-Zellen, B-Lymphozyten	- weiße Blutzellen mit der Fähigkeit, auf einen Antigen-Reiz hin spezifische Antikörper zu bilden. B-Zellen werden bei Vögeln, wo man sie zuerst identifizierte, in der Bursa Fabricii aktiviert. Säugetiere besitzen kein homologes Organ; ihnen dient als "Bursa-Äquivalent" wahrscheinlich der Intestinaltrakt
Cholesterin	- wichtigstes, in allen tierischen Geweben vorkommendes (Fett) Sterin, Hauptbestandteil der Gallensteine
chronisch	- sich langsam entwickelnd, langsam verlaufend
Claudicatio intermittens	- intermittierendes Hinken
Colitis	- Entzündung des Dickdarms
Conjunktivismus	- Augenbindehautentzündung
Coronarinsuffizienz	- mangelhafte Sauerstoffversorgung des Herzmuskels, bedingt durch ungenügende Arbeitsweise der Coronarien (Herzkranzgefäße)
Cortison	- Hormon der Nebennierenrinde
Cystitis	- Blasenentzündung
Defizienz	- Mangelhaftigkeit
degenerativ	- entartend

Degradation	- Abbau
Dekantierung	- Abgießen einer klaren Flüssigkeit vom Bodensatz
Demyelinisation	- Entmarkung (des Zentralnervensystems)
Derivat	- Abkömmling chem. Substanzen
Dermatitis	- Hautentzündung
Deviation	- Abknickung im Verlauf
Diabetes mellitus	- Zuckerkrankheit
dienzephal	- das Zwischenhirn betreffend
Diplegie	- doppelseitige Lähmung
Discus	- Bandscheibe
Discus-Hernie	- Bandscheibenschaden
disseminiert	- ausgestreut, zerstreut
Distorsie (Distorsion)	- Verstauchung, Zerrung der Gelenkkapselbänder mit Zerreißungen und Blutungen, insbesondere an Händen und Füßen
EEG	- Elektroenzephalogramm: Aufzeichnung des Verlaufs der Hirnaktionsströme
Ekzem	- Juckflechte
Entität	- Dasein
Enzephalopathie	- Hirnorganische Schädigung
Embryologie	- Lehre von der Entwicklung des Embryos
Emphysem	- Aufblähung
endokrin	- die Drüsen betreffend
Endothel	- zellige Auskleidung der Adern und Körperhöhlen

Enzephalitis	– Gehirnentzündung
Enzephalo- graphie	– Röntgenkontrastdarstellung des Kammersystems des Gehirns
Enzephalo- myelitis	– Entzündung des Gehirns und Rückenmarks
eosinophile Zellen	– weiße Blutkörperchen, deren Körnchensubstanz sich durch eine Spezialfärbung rot fär- ben läßt
Epikanthus	– Hautfalte am inneren Rand des oberen Augenlids
Epilepsie	– Fallsucht
Epithel	– oberste Zellschicht der Haut
Epitheliom	– gut- oder bösartige Geschwulst aus Epithelzellen
Erythrozyten	– rote Blutkörperchen
Evidenz	– Augenscheinlichkeit
Exazerbation	– Verschlimmerung, Wiederauf- brechen
exogen	– außerhalb des Körpers ent- stehend und von dort eindrin- gend (z.B. Krankheitserreger)
Exsudation	– Ausschwitzung
Exzitation	– Anregung von Herz, Kreislauf, Atmung oder Nerven durch Arz- neimittel
Faszikulation	– regellos, blitzartiges Zusam- menziehen einzelner Muskel- bündel und -fasern
Fibrin	– Faserstoff des Blutes
Fibrozyten	– Spindelförmige Zellen des Bindegewebes

Fokus	- Brennpunkt (Röntgenröhre)
Ganglion	- Nervenknoten (Anhäufung von Nervenzellen), Überbein
Gangräne	- fressendes Geschwür, Brand
Genesis	- das Werden, Entstehen, Ursprung
genetisch	- die Vererbung betreffend, erblich bedingt
Geriatrie	- Lehre von den Alterskrankheiten
Gerontologie	- Lehre vom verschiedenen Krankheitsverlauf in den einzelnen Lebensaltern (Lehre von Altersvorgängen, Altersforschung)
Gigantismus	- proportionierter Riesenwuchs
Glaukom	- Grüner Star, krankhafte Steigerung des inneren Augendrucks
Gliom	- Sammelname für alle Geschwülste des Gehirns aus Stützsubstanz des ZNS und Gliazellen
Glukose	- Traubenzucker
Granulozyten	- granulierte Leukozyten
Gravidität	- Schwangerschaft
Hämaturie	- Beimengungen ungelöster roter Blutkörperchen im Urin
Hämoglobin	- Farbstoff der roten Blutkörperchen
hämorrhagisch	- organblutend
Hämotherapie	- Behandlungsmaßnahmen im Bereich der Bluttransfusionstherapie

Hautepitheliom	– Geschwulst der Haut
Hemiplegie	– Halbseitenlähmung des Körpers
Hepatitis	– Leberentzündung
Heteroanamnese	– Abweichung von der Vorgeschichte einer Krankheit nach Angaben des Patienten
Histiozyten	– Blutzellen, die aus dem Gewebe stammen
hormonal	– aus Hormonen bestehend, auf sie bezüglich
humoral	– die Körperflüssigkeiten betreffend
hyperkinetisch	– muskelzuckend (unwillkürliche Bewegungen)
Hypernephrom	– Nierentumor
Hyperparathyreoidismus	– Überfunktion der Epithelkörperchen
Hyperthermie	– hohes Fieber
Hypertonie	– Bluthochdruck
Hypoglykämie	– Verminderung des Blutzuckers
Hypophyse	– Hirnanhangdrüse
Hypotonie	– zu niedriger Blutdruck
Hypovitaminose	– Vitaminmangelkrankheit
iatrogen	– durch ärztliche Behandlung entstanden
idiopatisch	– unabhängig von anderen (Krankheiten)
IgM	– Bezeichnung für eine von 5 Antikörperklassen (Immunglobuline)
iktal	– schlagartig auftretendes schweres Krankheitszeichen

Immunelektro-phorese	– elektrophoretische Trennung von Proteinen, kombiniert mit immunologischen Verfahren, welche auf der Antigen-Antikörper-Reaktion beruhen
Immunglobulin (Ig)	– Synonym für Antikörper. Man unterscheidet nach der Struktur der konstanten Region der schweren Ketten mehrere Klassen von Immunglobulinen (IgA, IgD, IgE, IgG, IgM)
Immunologie	– Wissenschaft von der Immunität und den damit zusammenhängenden biologischen Reaktionen des Organismus, z.B. Antigen, Antikörper-Reaktion
Immunophorese	– ist eine Technik, mit der Proteine durch ihre Ladung getrennt werden und mit Antiserum eine Bindung bilden können (Protein-Analyse)
Immunresistenz	– spezifische Unempfindlichkeit gegenüber Infektionen und Giften
Immunsuppression	– Hemmung der Immunabwehr
Immuntherapie	– Heilbehandlung durch Kräftigung und Aufbau des Abwehrsystems
Insuffizienz	– Schwäche, ungenügende Leistung
Insulin	– Hormon, das in die Regulierung des Blutzuckergehaltes sowie in die Regulierung des Glukosestoffwechsels und der Lipogenese eingeschaltet ist

intermittieren	- zeitweilig zurücktreten; in gewissen Abständen
interstitiell	- im Zwischengewebe liegend
intervertebral	- zwischen Wirbeln liegend
invasiv	- in das umgebende Bindegewebe wuchernd hineinwachsend (in bezug auf Krebszellen)
inversibel	- umkehrbar
in vitro	- im Reagenzglad durchgeführte Versuche
in vivo	- am lebenden Organismus durchgeführte wissensch. Versuche
Involution	- Rückbildung
Inzisur	- Einschnitt, Einbuchtung eines Knochens
Ischämie	- Blutleere einzelner Organteile
Kalzifikation	- Kalkablagerung
Kalzitonin	- von der Schilddrüse gebildetes Hormon, das den Kalziumspiegel senkt
Kapillare	- kleinste Blut- und Lymphgefäße (Haargefäße)
kardiovaskulär	- Herz und Gefäße betreffend
karzinogen	- Karzinome hervorrufend
Karzinogenese	- Krebsentstehung
Karzinom	- Krebsgeschwulst
Klon	- der durch ungeschlechtliche Fortpflanzung aus einem pflanzlichen oder tierischen Individuum entstandene erbgleiche Stamm. Anzahl von Zellen, die

	gleiche genetische Konstitution haben und von dem gleichen Stamm stammen
Koagulopathie	- Blutgerinnungsstörung
koinzident	- gleichzeitiges Auftreten mehrerer Krankheiten bei einer Person
kongenital	- angeboren, aufgrund einer Erbanlage
Konvulsionen	- Schüttelkrämpfe
koronar	- kranzartig
Kortex	- Großhirnrinde
Kortexon	- Hormon der Nebennierenrinde
Kreatinin	- Anhydrid und überwiegende Ausscheidungsform des Kreatins
Kretinismus	- angeborene Idiotie durch völliges Versagen der Schilddrüse
Kyphose	- Rückgratverkrümmung
Kyphoskoliose	- Buckelbildung mit gleichzeitig seitlicher Verkrümmung
Läsion	- Verletzung, Störung
Larynx	- Kehlkopf
Leukämie	- Krankheit der weißen Blutkörperchen
Leukozyten	- weiße Blutzellen
Lipogenese	- Entstehen von Krankheit durch Fett-Akkumulation
Liquor	- seröse Körperflüssigkeit
lokomotorisch	- die Fortbewegung, den Gang betreffend

longitudinal	- längsgerichtet
Lupus erythematodes	- Schmetterlingsflechte
Lymphoblasten	- Stammzellen der Lymphozyten
Lymphogranulomatose	- Wucherung des Retikulumzellsystems
Lymphotoxin	- Lymphgift
Lymphozyten	- Lymphzellen
Makrophagen	- Wanderzellen des Gewebes, die zur Phagozytose befähigt sind
Malazie	- Erweichung
MAL-Formation	- Bezeichnung des Formenkreises für alle Krankheiten, die mit Mißbildung einhergehen
maligne	- bösartig (z.B. von Gewebsveränderungen)
Malignom	- bösartige Geschwulst
Manifestation	- das Erkennbarwerden (von latenten Krankheiten u.a.)
Maturität	- Reife
Mb.Sternberg	- Erkrankung des lymphatischen Systems mit bösartigen Wucherungen
Mediator	- Substanz, welche Reaktionen vermitteln
medula	- zum Mark gehörend
Melanom	- sehr bösartige Geschwulst, vorwiegend Haut
Memory cells Gedächtniszellen	- Lymphozyten mit der Fähigkeit, sich an früher aufgetretene Antigene zu "erinnern" und bei erneutem Kon-

takt mit demselben Antigen
sofort mit einer spezifi-
schen Immunreaktion zu antworten

Meningen	– Hirn- bzw. Rückenmarkhäute
Meningitis	– Hirnhautentzündung
Metastase	– Tochtergeschwulst
metabolisch	– Stoffwechsel betreffend
Migräne	– anfallsweise auftretende Kopf- schmerzen
Migration	– Übergriff auf andere Organe
Mikrophagen	– neutrophile Leukozyten (Pha- gocytose)
Mineralisation	– Abbau organischer Stoffe bis zur anorganischen Stufe
Mitogene	– eine indirekte Zellkernteilung
Morbidität	– Erkrankungshäufigkeit
multizentrisch	– multi: viel; zentrisch: im Mittelpunkt befindlich
Myelin	– aus wasserlöslichen fettähn- lichen Substanden bestehender Stoff in der Markscheide der Nervenfasern
myeloid	– vom Knochenmark ausgehend
Myelomatose	– zahlreiches Auftreten bösar- tiger Myelome
Myelom	– vom Knochenmark ausgehende Geschwulst
Myelopathie	– chronische Rückenmarkschädi- gung
Myokarditis	– infektiöse oder toxisch be- dingte Herzmuskelentzündung

myopathisch	- eine Muskelerkrankung betr.
Narkomanie	- abnormales Verlangen nach Betäubungsmitteln
Nekrose	- örtlicher Gewebstod
Neoplasma	- bösartige Neubildung
Neuraminidase	- Enzym, das Neuraminsäure aus der Hüllsubstanz der Erythrozyten und Zellen freisetzt
Neuron	- Nerveneinheit
nosalogisch	- Krankheiten systematisch einordnen, beschreiben
Ödem	- Lymphstauung
Östrogene	- Hormone
Okklusion	- Verschluß
Okzipitalseite	- zum Hinterhaupt gehörend
Oligophrenie	- angeborener Schwachsinn
onkogen	- geschwulstauslösend
Ophtalmoplegie	- Augenmuskellähmung
Osteoblasten	- Knochenbildner
Osteoklasten	- Knochen resorbierende Riesenzellen
Osteophyten	- knochenbauende Zellen
Osteoporose	- Mangel an Knochengewebe
Ovarium	- Eierstock
Palpation	- Untersuchung durch Betastung
Paradontose	- Zahnbettschwund
Parästhesie	- krankhafte, abnormale Empfindungen

Paralyse	– Lähmung der Glieder an einer Seite des Körpers
Parameter	– charakteristische Konstante; im biolog. Bereich eine zur Beurteilung einer Situation bzw. herangezogene, geeignete Funktionsgröße, z.B. ist die Höhe der Zuckerausscheidung ein guter P. für die Stoffwechselsituation eines Diabetikers
parenteral	– unter Umgehung des Magen-Darm-Kanals (z.B. durch Injektion)
Parese	– motorische Schwäche
paroxymal	– in Anfällen auftretend
Paroxysmus	– Anfall, Steigerung der Krankheitserscheinung
Pathogenese	– Krankheitsentstehung
Pathologie	– Lehre von den Ursachen der Krankheiten
pelvifemoral	– zum Becken und Oberschenkel gehörend
Penetration	– Durchschlagskraft
Perikarditis	– Herzbeutelentzündung
Perineurine	– Entzündung des Nerven-Bindegewebes
Peripherblut	– Blut in den Außenrandbezirken des Körpers
Phagozytose	– Freßfähigkeit der Phagozyten (Freßzellen)
Phakomathose	– Mißbildungskrankheit
Pharyngitis	– Entzündung der Rachenschleimhaut

Phylogenese	- biogenetisches Grundgesetz
Pia mater	- weiche Hirnhaut
pituitär	- schleimig (wäßriger, faden-ziehender Schleim
Plexus	- Nerven / Blutgefäße - Geflecht
Pneumenze-phalographie	- röntgenologische Untersuchung und Darstellung des Schädels nach Füllung der Hirnkammern mit Luft als Kontrastmittel
Population	- Gesamtheit der Individuen einer Art oder Rasse in einem engbegrenzten Bereich
Porenzaphalie	- Lückenbildung in der Gehirn-substanz
postmenopausal	- im Zusammenhang mit den Wechseljahren der Frau nach Aufhören der Regelblutungen
postnatal	- nach der Geburt
pränatal	- vor der Geburt
Prävalenz	- Überlegenheit, das Vorherr-schen
präventiv	- vorbeugend
Präzipitation	- Ausfällung
präzipitieren	- ausfällen, ausflocken
Prodom	- Vorläufer
Prolaps	- Vorfall
Proliferation	- Wucherung
Prophylaxe	- Vorbeugung zur Verhütung von Krankheiten
Prostataadenom	- Vergrößerung der Vorsteher-drüse

Protein	– Eiweißkörper
proteolytisch	– eiweißabbauend
Pseudohypertrophie	– scheinbar übermäßige Größen-zunahme von Geweben oder Or-ganen infolge Vergrößerung der einzelnen Zellen (meist bei erhöhter Beanspruchung)
Psoriasis	– Schuppenflechte
Quadriparese	– lähmungsartige Schwäche aller vier Gliedmaßen
radikulär	– die Wurzeln betreffend
Rehabilitation	– Gesamtheit der Maßnahmen, die mit der Wiedereingliederung von durch Krankheit oder Un-fall Geschädigten in die Ge-sellschaft zusammenhängen
Remission	– vorübergehendes Zurückgehen von Krankheitserscheinungen
Respiratoren	– Respitation: Atmung
respiratorisch	– mit der Atmung verbunden, auf sie bezüglich
Retikuloendo-theliose	– Wucherung von Zellen
Retinitis pigmentosa	– degenerativer Prozeß
Retinopathien	– nicht entzündlich bedingte Netzhauterkrankung
retrobulbär	– hinter dem Augapfel gelegen
Rezeptor	– nervöses Empfangsorgan in der Haut und in inneren Organen zur Aufnahme von Reizen
Rezidiv	– Rückfall

Rhesus-factor	– erblicher Faktor der roten Blutkörperchen
Rheuma	– Erkrankung des mesenchymalen Systems
Rhinitis	– Schnupfen
Rosettentest	– die wichtigsten Formen der nicht antigenspezifischen Rosetten sind E-Rosetten (SRBC-Rosetten): Die Reaktionsfähigkeit mit Hammelerythrozyten ist eine Besonderheit der menschlichen T-Lymphozyten. Auf diese Weise kann z.B. die Zahl der T-Zellen im peripheren Blut ermittelt werden (Nachweis der Immundefekten)
Rubeola	– Röteln
rudimentär	– verkümmert, unterentwickelt
Salmonellen	– stäbchenförmige Bakterien
Sarkom	– bösartige Geschwulst
Seminom	– Hodengeschwulst
sensoradikulär	– empfindungsmäßig die Wurzeln betreffend
Sepsis	– Blutvergiftung
sequestiert	– Sequester: abgestorbenes Knochenstück
Serum	– der von Blutkörperchen und Fibrin (Faserstoff d. Blutes) befreite, nicht mehr gerinnbare, wäßrige Bestandteil des Blutes (Träger wichtiger biologischer Eigenschaften)

Skapula-humoral	– Schulterblatt und Körper-flüssigkieten betreffend
Sklerose	– krankhafte Verhärtung eines Organs
Sinusitis	– Nebenhöhlenentzündung
spastisch	– krampfartig
spinal	– in bezug auf die Wirbelsäule
Spirochaeta pallida	– Erreger der Syphilis
Staphylokokken	– traubenförmige Kokken
Stimulation	– Erregung, Anregung, Reizung
Streptokokken	– Kettenbakterien, Eitererreger: grampositive Kettenkokken
subklinisch	– noch nicht akut für die Klinik
Sublation	– Ablösung, -trennung
Subluxation	– unvollständige Verrenkung
supraliminar	– überschwellig
Sympathikus	– Teil des vegetarischen Nerven-systems
Synapsis	– Verbindung von Nervenabschnit-ten untereinander und zum aus-führenden Muskel
synovial	– die Innenschicht der Gelenk-kapsel betreffend
Tenalgia crepitans	– schmerzhaftes Sehnenknarren
Tendovaginitis	– Entzündung des Sehnengleitge-webes
Testis	– Hoden
Thrombozyten	– Blutplättchen

Thalamus	– größte graue Kernmasse des Zwischenhirns
Thymus	– innersekretorisches Organ hinter dem Brustbein
Thyreoide	– Schilddrüse
Thyreotoxikose	– erhöhte Aktivität der Schilddrüse
Tomographie	– Schichtaufnahmeverfahren
Toxoplasmose	– Infektionskrankheit
Trabekula	– Bälkchen
trabekulär	– zum Bälkchen gehörend
Transaminiase	– Enzym, das die Übertragung einer Aminogruppe von einer Substanz auf eine andere bewirkt; ihr Nachweis ist bei bei Herz- und Lebererkrankungen wichtig
trophisch	– auf die Ernährung bezüglich
T-Zellen, T-Lymphozyten	– weiße Blutzellen mit der Fähigkeit, die Aktivität der B-Lymphozyten zu steuern. Man unterscheidet die Helfer- und Suppressor-Zellen sowie zytotoxische T-Zellen und die Gedächtniszellen. T-Zellen werden im Thymus bzw. von dessen Hormonen aktiviert; sie bilden auch die immunregulatorischen Lymphokine
ulnar	– zur Elle gehörend
urogenital	– Harn- und Geschlechtsorgane betreffend, zu ihnen gehörend
vaskulär	– zu den Blutgefäßen gehörend, sie enthaltend

Vaskulitis	– Erkrankung kleiner Arterien und Venen
verifiziert	– nachgeprüft
Villi-Fransen	– Zotten
Virus	– Infektion verursachende Agenz, kleiner als die Kleinstlebewesen. Viren brauchen intakte Lebewesen für ihre Teilung, enthalten entweder DNA oder RNA als Erbmaterial
visuell	– das Sehen betreffend, für das Auge sichtbar
xenogen	– Spender-Empfänger-Beziehung bei Individuen verschiedener Arten
zerebral	– das Gehirn betreffend
Zervikale Spondylose	– Erkrankung der Wirbelkörper im Halsbereich
Zerviko-Brachial-Syndrom	– Sammelbegriff für sensible, motorische Störungen im Bereich des Halses, des Schultergürtels und der oberen Extremitäten
ZNS	– Zentralnervensystem
Zoonose	– von Tieren auf Menschen übertragbare Infektionskrankheit
Zyste	– sackartige Geschwulst mit Flüssigkeit gefüllt
Zytolyse	– Auflösung von Zellen
Zytostatika	– Substanzen, welche das Wachstum und die Vermehrung von Zellen hemmen
zytotoxisch	– zellschädigend